你的最后一本减脂书

［日］泽田大作 著

陈靖文 译

海道健太 插图

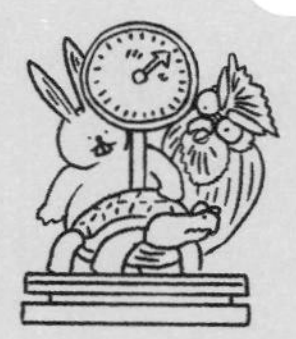

中国纺织出版社有限公司

瘦身是一件很艰难的事情，

但却是很多人一生的课题。

瘦下来之后，人生会一下子变得不一样。

这是我自己的真实经历。

被别人称赞“你变瘦了呢！”会让自己更加自信，

生活方式和言语表达也会跟着变化。

我至今接触了总计 11 万人以上的患者。

时常能听到其中众多的女性患者和我说：

“产后瘦不下来”“随着年纪的增长体重更难减下来”等这样的烦恼。

以前凭借着年轻总是能瘦下来的方法，

也变得渐渐无效了。

我希望大家能通过这本书了解到，

“改善体质，可以养成不易反弹的身体。”这件事情。

请不要只想着一时的效果，而是要考虑能长期保持效果的习惯。

日常注意保持正确的体态，

改变饮食和生活习惯，养成能让身体变瘦的习惯。

通过这些稀疏平常的小事情，身体的形态真的能发生变化。

反正无论如何我们也是要吃饭、锻炼、行走的，

当然是选择更加有利于瘦身的方式更好。

希望大家能通过“减重”这件事情，

为现在的生活增添更多的幸福和快乐。

泽田大作

目录

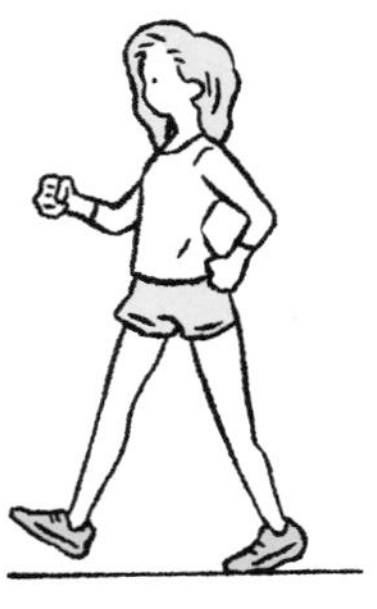

第一部分 通过消除身体急救信号来瘦身的知识锦囊

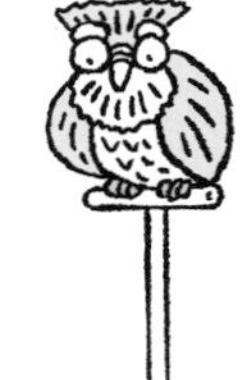

第二部分

选哪个才能变瘦？让你通晓瘦身知识的一问一答

第三部分

每次只需一分钟，自助小脸矫形和自助耳朵穴位按摩

书籍设计 GRiD
插图 海道建太
造型师 中西NAO
发型及化妆 堀纮辅（+nine）
取材及编辑协助 角田枝里香
责任编辑 中野樱子（主妇之友社）

特别鸣谢
佐藤正孝鹿内爱子森部昌广

照片来源
第三部分的照片：Aflo的科学照片图库

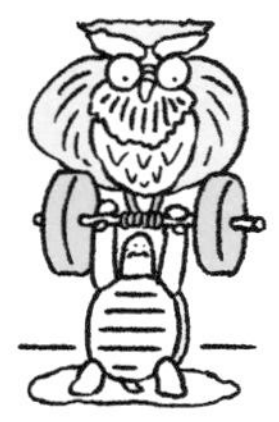

本书的有效使用方法

第一部分 了解身体不同急救信号，随时解决遇到的问题

首先了解自己身体有何不适，然后从符合该症状的项目开始阅读。通过调理身体的不适，我们可以更好地自然达到瘦身的目的。

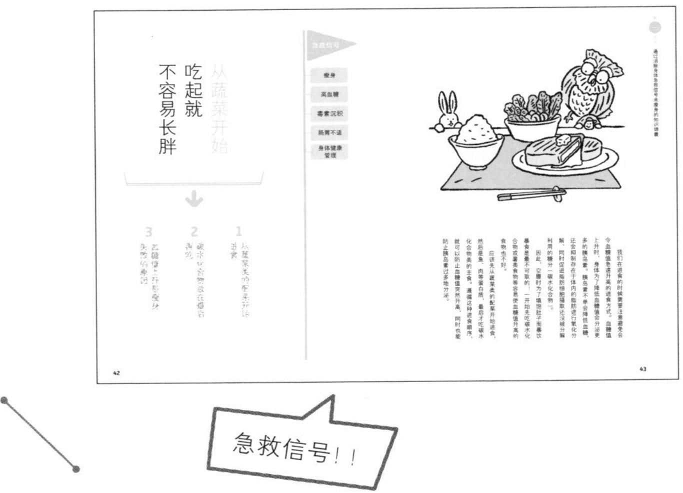
从蔬菜开始吃起就不容易长胖

1 从蔬菜类的配菜开始进食

2 碳水化合物放在最后再吃

3 血糖值上升是瘦身失败的原因

我们在进食的时候需要注意避免会令血糖值急速升高的进食方式。血糖值上升时，身体为了降低血糖值会分泌更多的胰岛素。胰岛素不单会降低血糖，还会抑制存在于体内的脂肪进行氧化分解，同时促进脂肪细胞摄取还没被分解利用的糖分（碳水化合物）。

因此，空腹时为了填饱肚子而暴饮暴食是最不可取的！一开始先吃碳水化合物或薯类食物等容易使血糖值升高的食物也不好。

应该先从蔬菜类的配菜开始进食，然后是鱼、肉等蛋白质，最后才吃碳水化合物类的主食。遵循这种进食顺序，就可以防止血糖值突然升高，同时也能防止胰岛素过多地分泌。

42　43

急救信号！！

第二部分 养成瘦身小习惯，教会你如何选择更有利于瘦身的选项

通过“想要变瘦的话选哪个”的提问方式，一举解决身边常见的瘦身问题。学会对于瘦身来说必要的知识，自然而然就会做出更有利于瘦身的选择。

选哪个？

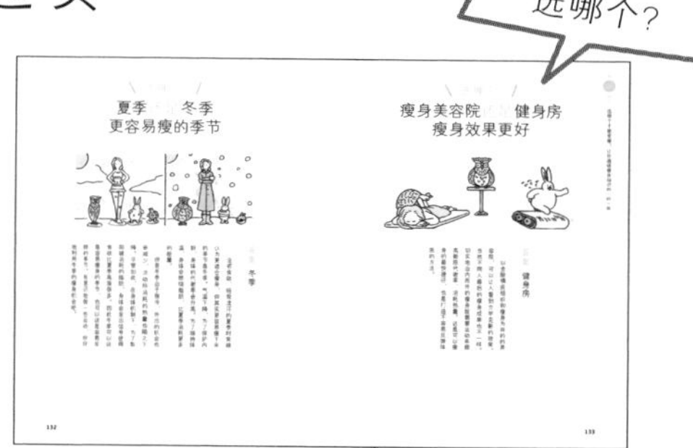

心理

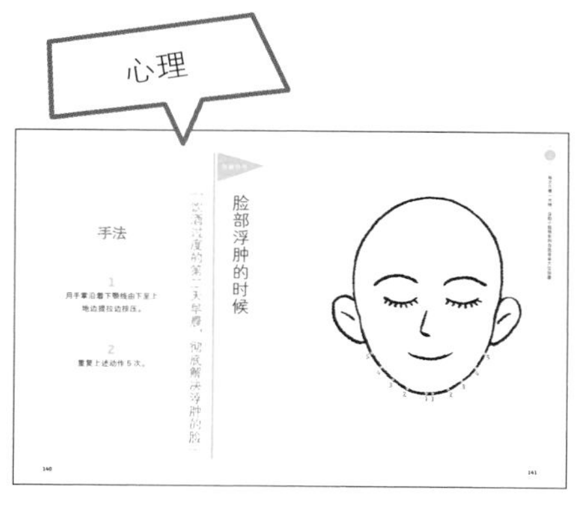

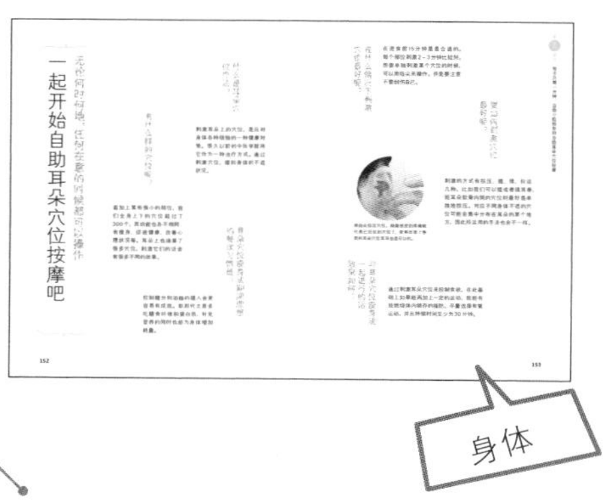

身体

第三部分 学习自己就能完成的美容手法，获得立竿见影的效果

展示在自家桌边就能实践的自助脸部美容手法，还附带耳朵穴位图。每天想起来时按摩一下，舒缓疲惫身心的同时，微调效果也是立竿见影的。

笔者减重20公斤的秘密

帮助过11万人的『神之手』
自身也成功减重20公斤
其瘦身秘诀和不会反弹的
窍门到底是什么？

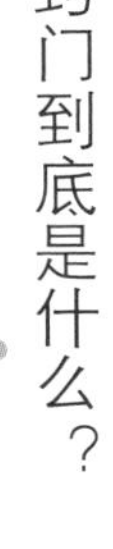

瘦身前

契机

决定瘦身的契机是我曾经在半年间弄破了三条西裤的这件事情。如果再继续这么下去，就没有可以穿的西装了！这个焦虑的想法，让我开始下决心要减肥。

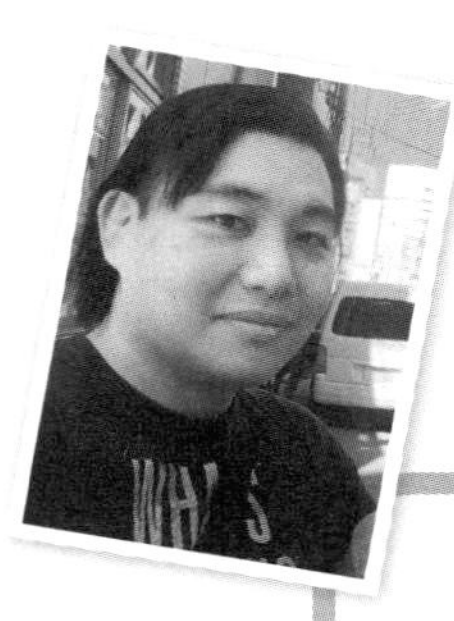

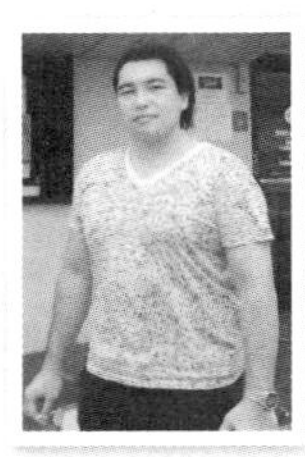

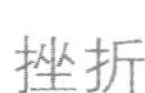

挫折

重复经历了4次瘦身又反弹的过程。稍微掉了些体重之后就会放松自己，食欲上涨导致减肥失败，我受到了多次这样的打击。重新调整好心态之后又要再努力一次！

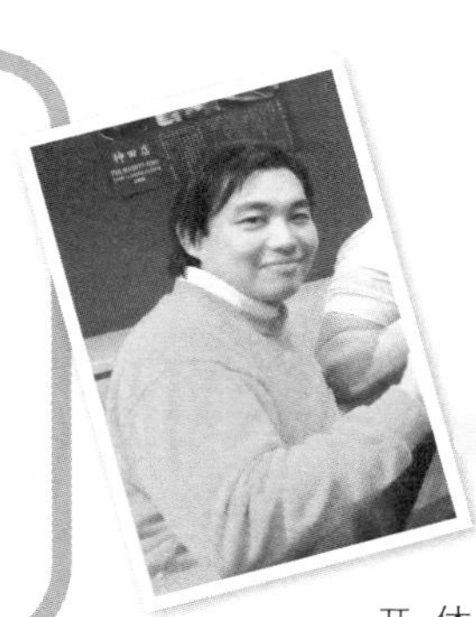

泽田先生在减重20公斤后，体重曾经重复反弹了4次。就是在这时他决定，要改变身体本身、成为不会反弹的体质。这便需要日常的瘦身习惯。转变一个想法身体就能发生改变，本书向大家公开关键的瘦身习惯。

经验

极端的节食很容易加重压力，因此可以换成改变进食顺序的方法。由于平时应酬和聚餐比较多，实践起来其实蛮困难的。我费了好一番功夫才养成习惯，然后便开始亲身感受到了变化。

瘦身后

体态

如果姿势体态不好，身体的动作会变得迟缓，就算再怎么节食或运动也很难瘦下来，非常不值得。因此不要只追求外表的匀称，而是要从身体内部开始改变。

心态

即使面临失败也不要受挫，立刻调整心态。马上能找回瘦身动力的人更容易达到目的。工作和生活也会随之变得积极向上，亲身感受到了改善身体就是改善心境这件事情。

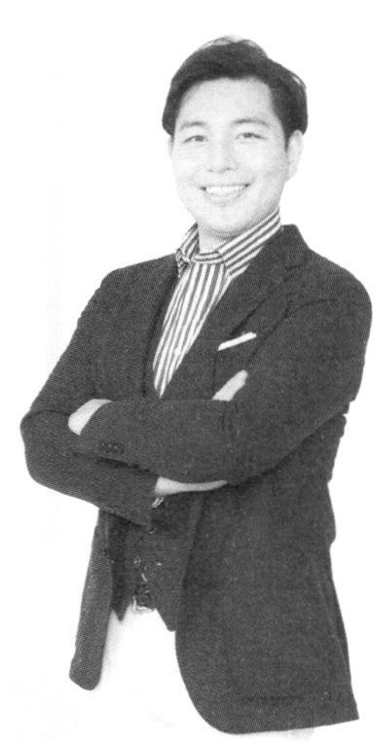

半年减重
20公斤

饮食自律

就算是面对最喜欢的碳水化合物，只要通过改变进食顺序就能轻松减量。譬如“啤酒一杯就足够了”等不用勉强自己的方式才能长期坚持下来。

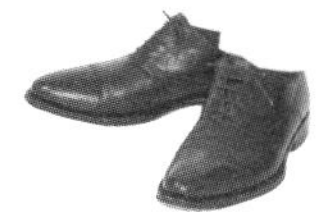

饮食篇

减肥过程当中最重要的是饮食和运动的平衡。
特别是饮食对人体的影响非常显著。
饭量大、先吃碳水化合物都对瘦身无益，
最喜欢吃东西的泽田先生探寻出的有效饮食方式到底是什么呢？

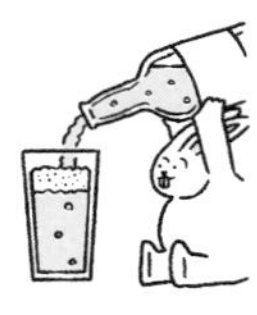

泽田流派 简易规则

- 从蔬菜开始吃起
- 尽量控制碳水化合物的摄入量
- 早上起床后、晚上睡觉前各喝一杯水
- 空腹时喝一杯加入奇亚籽的饮料
- 喝酒的话选择威士忌苏打，即使喜欢啤酒也只喝一杯
- 喝水后按摩穴位可以有效驱散饥饿感（详见第154页）
- 仔细咀嚼后再吞咽

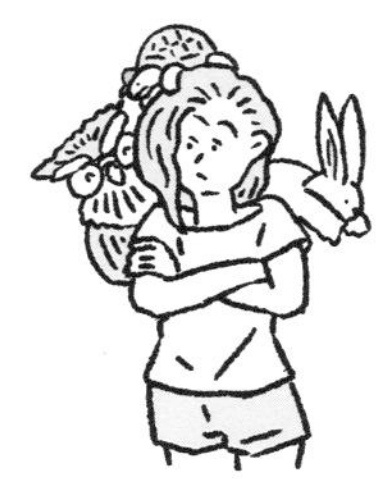

某日的餐食例子

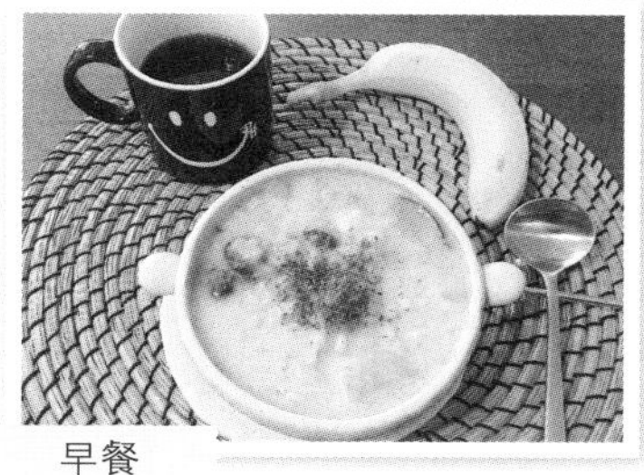

早餐

西式炖菜、香蕉、黑咖啡。早上没有食欲也要补充蔬菜和水果。

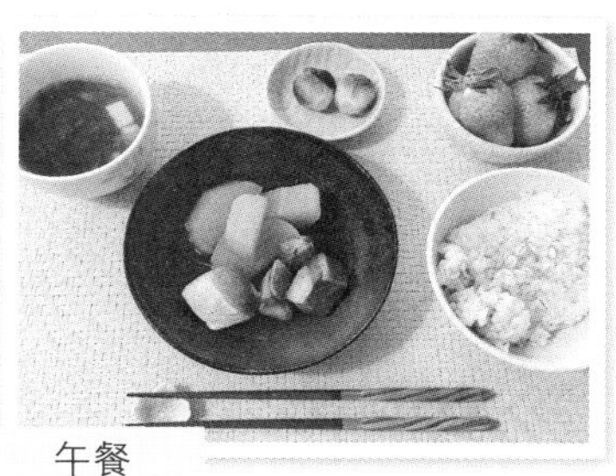

午餐

煮白萝卜、水煮结球甘蓝、燕麦饭、味噌汤、草莓。这一顿是在家里吃的日式午餐。

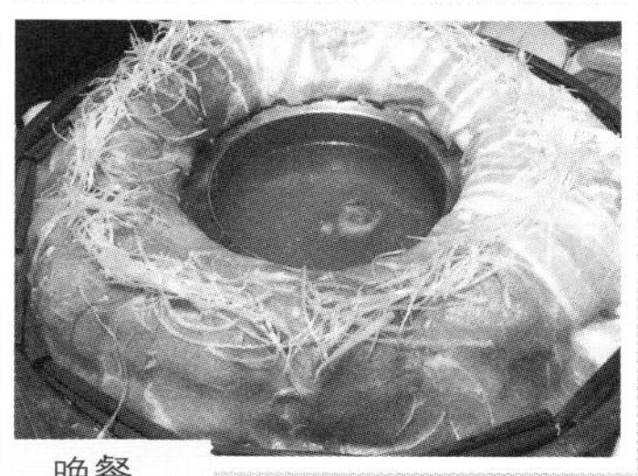

晚餐

在外就餐。肉类与蔬菜都很丰盛的火锅！尽量控制自己不全部吃完。只喝了一杯啤酒，然后就换成烧酒了。

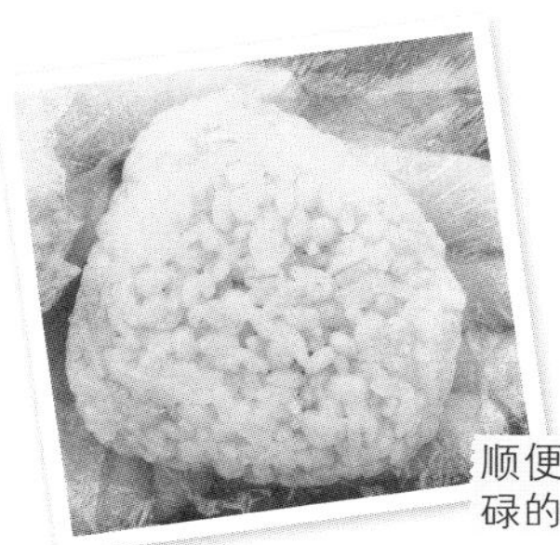

顺便提一下在忙碌的时候……

有时候会将糙米和大麦等混合起来煮好后做成饭团带着。这样就算很忙碌的时候也不需要吃便利店的熟食产品或零食。

瘦身成功的秘诀

生活习惯篇

泽田先生总计治疗了11万人，其中还包含专业相扑选手、专业棒球选手等职业体育选手，并且他能熟练地实施合理治疗，提出合适的建议。正是这样的泽田先生才能推荐简单而又有效的锻炼方法。让我们来养成习惯，从生活中的点滴来改变瘦身方法吧！

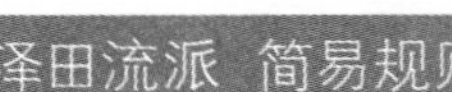

泽田流派 简易规则

· 注意不要驼背
· 为了能使用到背部的肌肉，步行时摆手幅度要大些
· 坐姿时也要时常注意运用到腹部和背部的肌肉

想起来就能做的

1分钟锻炼

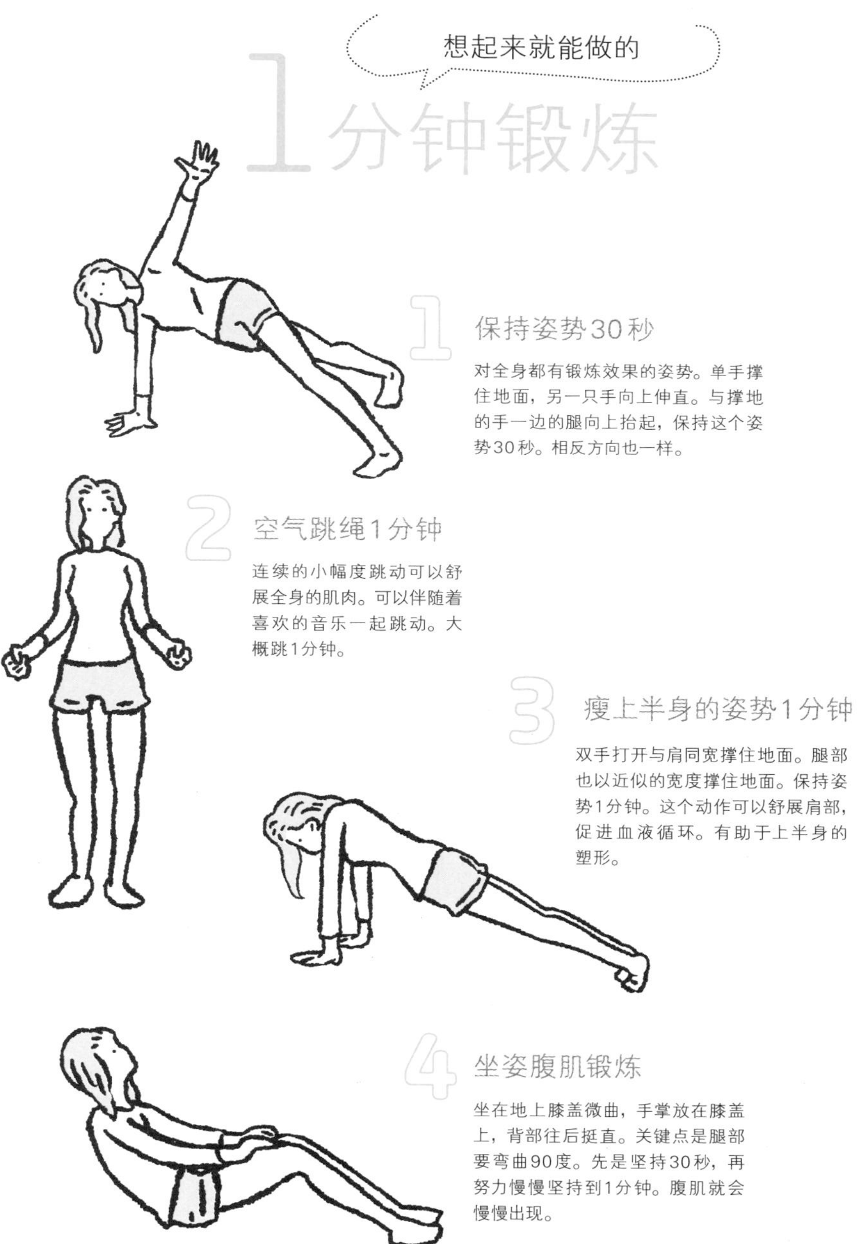

1 保持姿势30秒

对全身都有锻炼效果的姿势。单手撑住地面，另一只手向上伸直。与撑地的手一边的腿向上抬起，保持这个姿势30秒。相反方向也一样。

2 空气跳绳1分钟

连续的小幅度跳动可以舒展全身的肌肉。可以伴随着喜欢的音乐一起跳动。大概跳1分钟。

3 瘦上半身的姿势1分钟

双手打开与肩同宽撑住地面。腿部也以近似的宽度撑住地面。保持姿势1分钟。这个动作可以舒展肩部，促进血液循环。有助于上半身的塑形。

4 坐姿腹肌锻炼

坐在地上膝盖微曲，手掌放在膝盖上，背部往后挺直。关键点是腿部要弯曲90度。先是坚持30秒，再努力慢慢坚持到1分钟。腹肌就会慢慢出现。

自测清单30条

□从小就经常被人说驼背
□每天面对手机或电脑的时间超过6小时
□坐下就感觉腰部闷痛
□穿着运动鞋的时间变得比穿高跟鞋的多
□小腿肌肉总是肿胀
□肩膀酸疼有变成慢性病的征兆
□感到疲惫却难以入睡
□下午过于困倦导致无法认真工作
□比较难驱散手脚的冰冷

□腿部容易抽筋
□总是容易便秘
□宿醉后比较难恢复
□比起泡澡更喜欢淋浴
□因为打鼾曾经被家人抱怨过
□冬季的生理痛特别严重
□很容易烦躁
□伴随年龄的增长越来越难瘦下来
□脂肪一旦囤积就再也减不下来
□喜欢吃精米、面包、意大利面

首先让我们来掌握自己的身体状况吧。『手脚冰凉』『容易便秘』『肩膀酸疼总是治不好』……现代女性承受着各种各样的身体问题，如果放任不管身体容易变差或者生病，直接导致身体囤积了无用的脂肪。让我们一起正视自己、了解自己的身体吧！

身体的急救信号

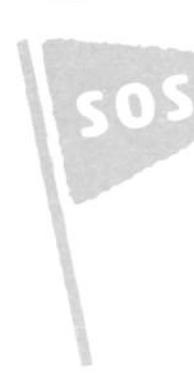

『是否觉得这些习惯似曾相识？』自测清单

□早餐绝对会喝咖啡
□吃过量后的第二天依然吃过量
□酒精饮料必会选择啤酒
□喝完酒的第二天化妆很费时间
□经常看上去比实际年龄要大
□眼部的美容产品费用逐渐增加
□害怕知道肌肤年龄而不敢去测试
□冬季的肌肤干燥问题越来越严重
□法令纹越来越明显
□头发干燥，静电很严重

10～15个肯定回答

是不是觉得疲惫感很难消除？让我们一起不让疲惫积累吧。

即使是健康的身体，如果疲惫一直不断积累下去，身体迟早还是会受不了的。让我们在每一天的生活中就把当天的疲惫清除掉吧。可以通过进食对身体有益的食物饮料等给身体充电，一边享受乐趣一边驱散疲惫。

16～20个肯定回答

有点危险的信号。是否觉得新陈代谢和肌肤都有点问题表现出来？

这可能是因为废弃物和压力积累在身体当中。有时也会出现明明最近在减肥却瘦不下来、肌肤常常出现问题、体重没有增加但是脸或脚看起来却是肿胀的等症状。请根据本书第一部分的急救信号找到适合自己的项目吧。

20个以上的肯定回答

如果继续放任不管就会有危险。在生活中对身体的急救信号更敏感一些吧。

请不要觉得身体的不适是理所当然的事情，更加正视自己的身体状况吧。请通读本书后尝试有意识地留意身体的问题。注意生活习惯是必须的，灵活地逐渐引入中药或保健品也是很推荐的。

第一部分

通过消除身体急救信号来瘦身的知识锦囊

疲劳、代谢速度下降、浮肿、头疼、生理痛、内脏机能衰退……大部分繁忙的现代女性所面对的身体急救信号数不胜数。如果让这些问题不断地积累下来，通常就会离优美简练的身体线条越来越远。虽然对于女性来说瘦身是永远的课题，但是一味地通过节食来暂时让体重下降是毫无意义的。选取对身体有益的事物，才能由内而外地让自己的身体变得美丽。

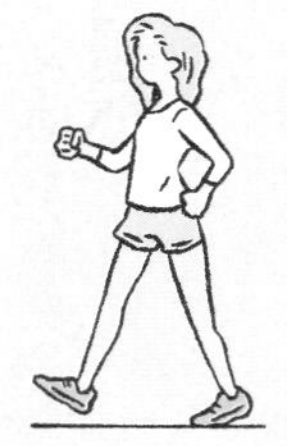

如果想要减掉肚子赘肉，首先要挺直腰杆

1 挺起胸膛，通过有意识地调整姿势来改变体态

2 良好的姿势可以改善血液循环

3 改善血液循环可以促进新陈代谢

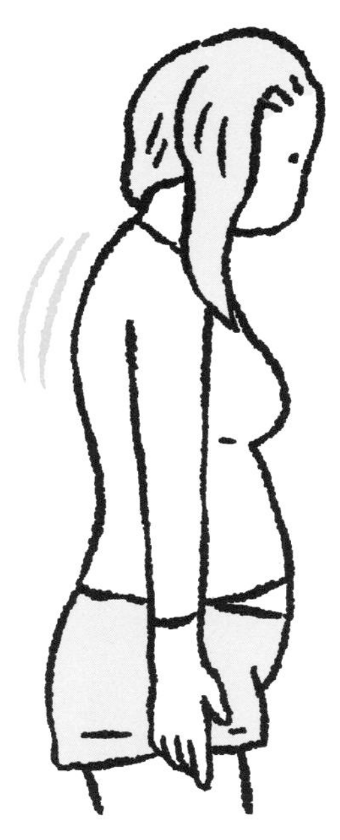

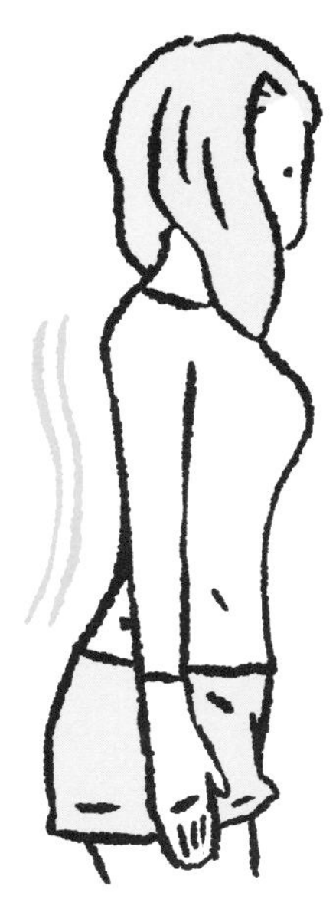

首先请有意识地挺起胸膛。伸展背部能够很好地锻炼背部肌肉。因此改善日常姿势可以不断地刺激身体肌肉。如果一直处于驼背的状态是无法提高代谢速度的。而且驼背会导致呼吸变得很浅，使得体内的氧气循环变差，会造成对心脏的负担。保持身体前倾的姿势还会压迫到内脏，因此也有引起内脏疾病的危险。

另外，当内脏受到压迫后，很容易导致下腹的小肚子凸出来，整个人看起来就像发胖了一样。保持良好姿势这件事情，其效果等同于在日常生活不知不觉中锻炼肌肉。

治疗『腰痛』的关键在于『背部』

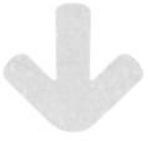

1 治疗腰痛的对策是改善驼背

2 锻炼背部肌肉可以减轻腰部负担

3 有效利用坐在椅子上的时间

急救信号

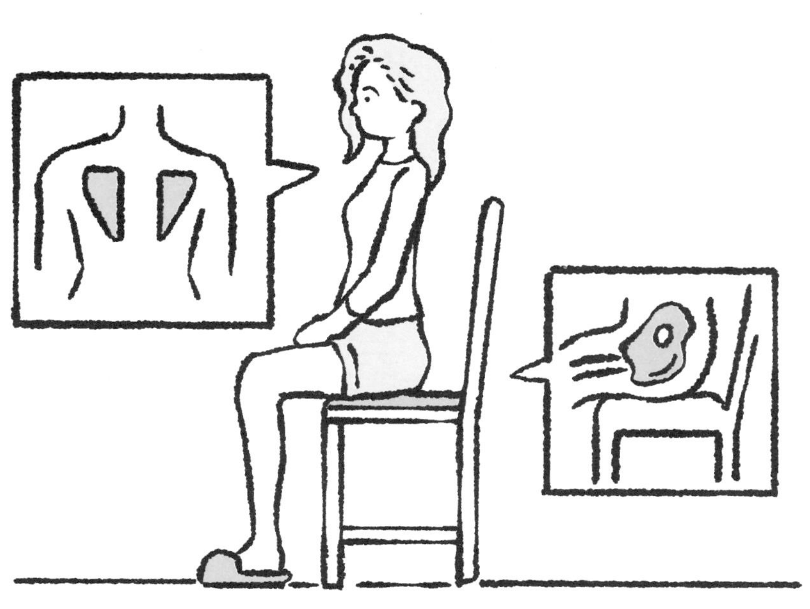

『腰痛』困扰着很多人，甚至可以称得上是国民病痛。其中一个原因是越来越多的人长时间坐在椅子上。驼背会使背部的骨骼变形，体重容易只集中在腰椎的某一处。这样容易导致肌肉过度疲劳，从而引起疼痛。如果想要改善腰痛，首先要做的是『改正驼背的习惯』。

其次，我们需要注意在椅子上的坐姿。参考上面插图的坐姿，这样能够消除腰部的负担，还可以锻炼到背部的肌肉。也就是坐着就可以获得肌肉锻炼的效果。

急救信号

头痛

注意力下降

肩膀酸痛

肌肉疲劳

脖子酸痛

视力下降

背部酸痛

腰痛

烦躁不安

眼睛疲劳

电脑和手机会招致大患？利用一个坐姿即可预防的方法

1 在椅子上坐深一些

2 挺起胸膛

3 从侧面检查一下背部是否呈『S』形

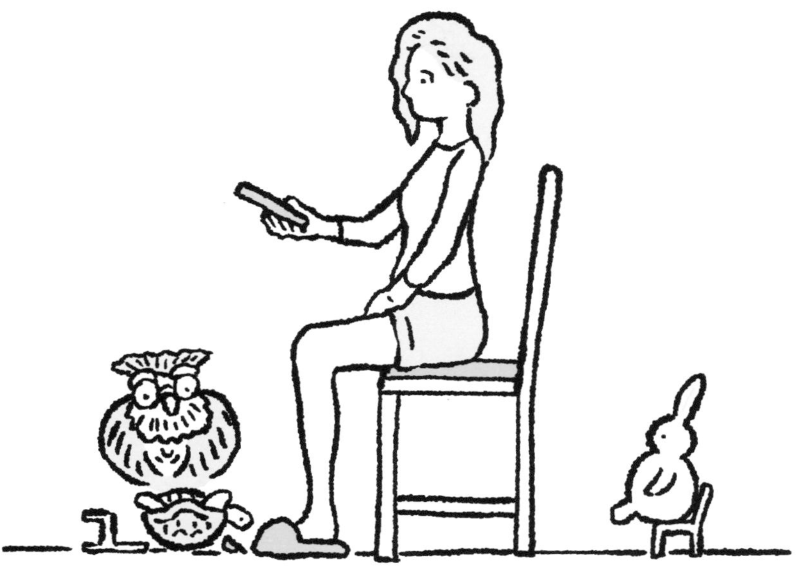

当长时间使用手机和电脑变为日常生活的一部分时，你是否有肩膀酸痛或头部前倾的症状呢？这种症状被称作『直颈症』（译者注：即颈椎生理曲度变直，也称『手机颈』，即脖子长期保持前倾姿势导致颈椎的『S』曲线消失变直），会给身体带来很大的负担。很难朝上躺着睡觉、向后仰头时会感受到疼痛或不适感、一坐下来肩部或头部会感到酸疼、容易驼背、左右转头会有不适感，有以上大部分症状的人士很可能患有『直颈症』。加上亚洲人特别容易患有骨盆后倾，因此很多人都有身体骨骼变形的烦恼。

减轻身体负担的方法，是当拿着手机坐在椅子上的时候，要坐在椅子面较深入的地方但不能靠在椅背上，同时挺起胸膛，如果从侧面看背部呈『S』形就是正确的姿势。

改变坐姿
考试竟会
更容易及格

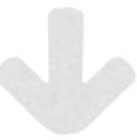

1

正坐时注意力更加集中

2

在椅子上坐深一些，改正姿势同时集中注意力

3

还有缓解肩膀酸痛的效果，减轻身体负担

急救信号

头痛

注意力下降

肩膀酸痛

肌肉疲劳

脖子酸痛

视力下降

背部酸痛

腰痛

烦躁不安

眼睛疲劳

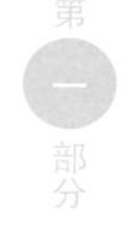

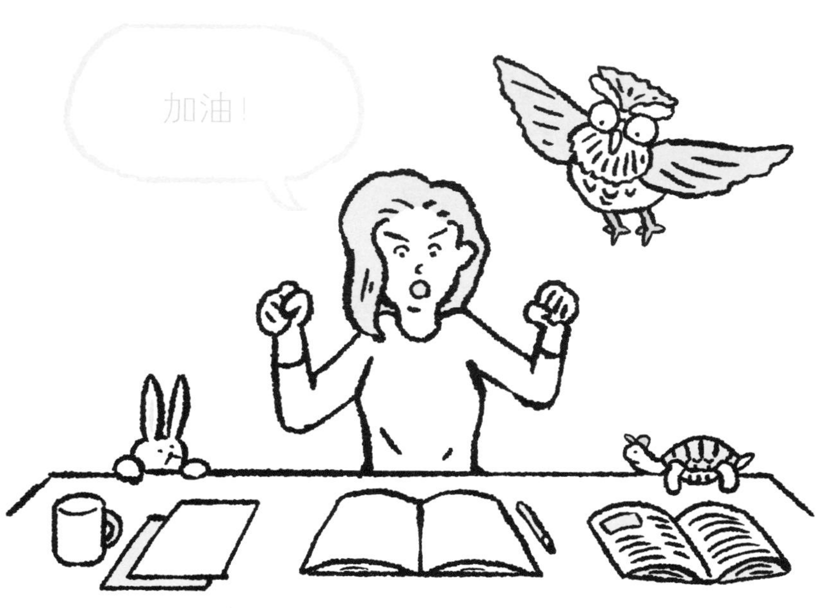

采取正确的坐姿时骨盆是处于竖立状态的。但骨盆竖立着的时候体态会变好，除了可以减少肌肉的压力，养成习惯之后还可以减轻自律神经的负担。这么说来，根据这个原理，自古以来的正坐坐姿可以说是培养正确姿势的好方法。

自律神经失调可能会导致情绪烦躁或抑郁。在这种状态之下注意力肯定会难以集中，学习和工作的效率也会下降。

推荐每小时安排5分钟左右的运动或伸展活动。在学习和工作时间的间隙中伸展肩颈、手腕手掌，可以有效防止眼睛或手部疲劳，人也更容易集中注意力。

若能在当天消除肩部酸痛，就不会成为慢性病

1 对照镜子观察自己的双肩

2 多做伸展运动

3 消除肩膀酸痛，和头痛、压力、浅层呼吸说再见

急救信号

- 肠胃不适
- 心悸
- 气喘
- 头痛
- 注意力下降
- 肩膀酸痛
- 肌肉疲劳
- 脖子酸痛
- 视力下降
- 背部酸痛
- 腰痛
- 烦躁不安
- 眼睛疲劳

①

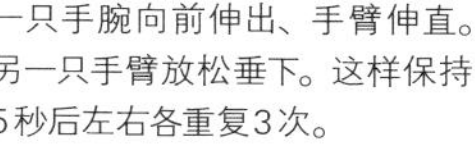

一只手腕向前伸出、手臂伸直。另一只手臂放松垂下。这样保持5秒后左右各重复3次。

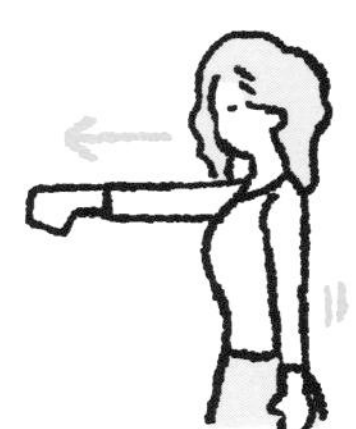

②

双手于身后十指交叉，肘部伸直抬起。

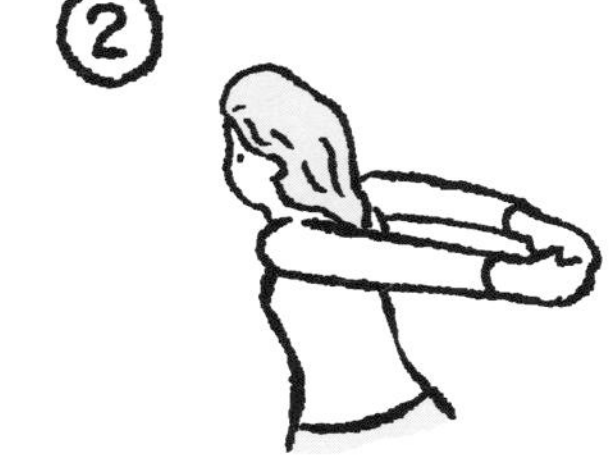

③

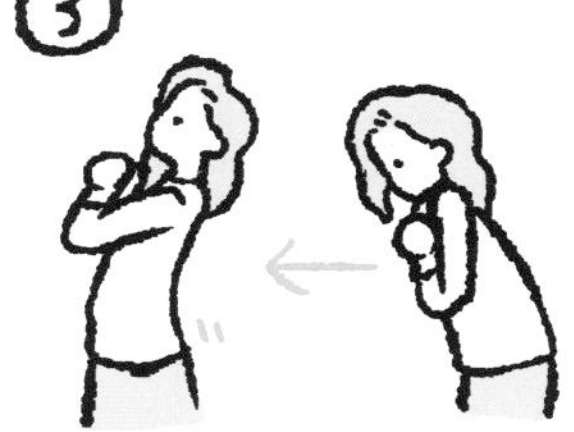

微微含胸并于胸前双手十指交叉，然后背部向后伸展。这样重复10次。

④

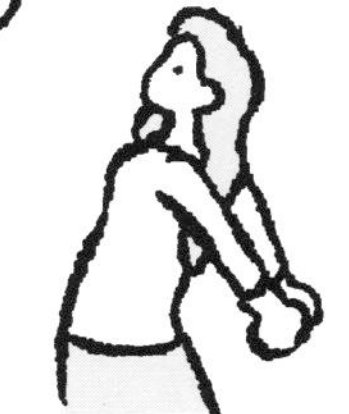

再次于身后双手十指交叉，扩展胸部。

⑤

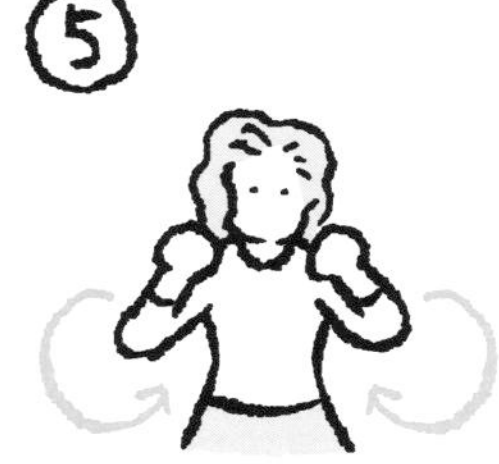

双手分别抬高至双肩，手肘像在空中画圆形一样从前向后绕动。反方向也是一样。

让我们来对照着镜子来检查一下自己的肩部吧。肩部位置比颈部更靠前的人更加容易感到肩膀酸痛。此外，还有一种说法是右肩酸痛可能与肝脏疾病相关，左肩酸痛则可能与心脏疾病相关。

如果任何一侧的肩膀感觉非常疼痛，建议先到医院就诊。如果不是内科问题导致的肩膀酸痛，则可以通过改变日常生活习惯、调整姿势体态、增加运动或伸展活动、步行时大幅度摆动双臂等方式来改善。

如果是从颈部上方延伸至肩膀的酸痛，很多时候是由于姿势不当引起的。这种情况也可以通过伸展活动来缓解。

如果放任不管身体的酸痛感很容易发展成慢性病，因此当脖子或肩部感到疲惫时不要一直拖延，尝试通过上述的自我保健活动来缓解吧。

次日不会感觉到疲惫的睡眠方法

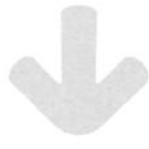

1 弄清楚适合自己的枕头高度

2 学习不会歪曲骨盆的睡眠方式

3 睡觉前3小时内不要进食

急救信号

- 烦躁不安
- 抑郁
- 肌肉疲劳
- 无精打采
- 注意力下降
- 情绪不稳定
- 自律神经失调
- 压力大
- 身体健康管理
- 情绪不安
- 慢性疲劳
- 没有干劲

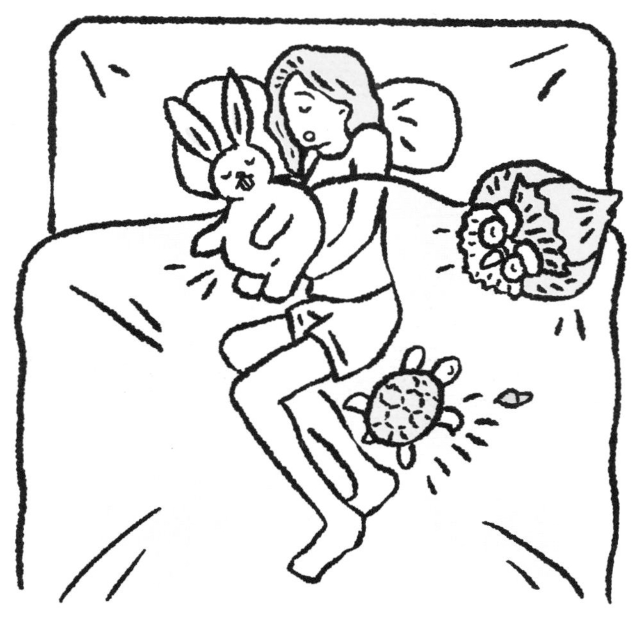

睡觉前有进食吗？枕头的高度适合吗？

不好的睡姿很可能会导致压力积压、妨碍呼吸等，使得身体无法获得适当的休息。

一般来说仰卧是比较好的睡姿。因为这样血液可以顺畅地在体内循环，不易造成血栓；并且睡着时也更容易翻身，呼吸也容易变得更深层次。

另外，枕头的高度也非常重要。如果枕头不合适自己，很容易导致脖子疼痛和睡眠程度变浅，因此选择适合自己的枕头高度变得尤其关键。有一种说法是可以选择和自己的中指长度差不多高度的枕头。

养成习惯后自然就会变瘦，

高效的步行方式

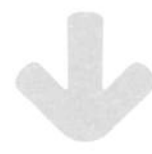

1 注意用腹部进行呼吸

2 难得的运动机会，大幅度摆动手臂吧

3 步行的时候总是有意识地运用肌肉

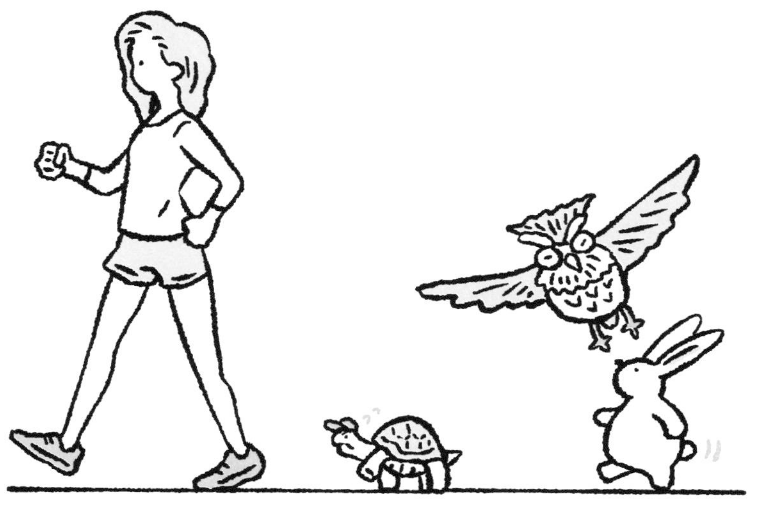

通过正确的腹式呼吸来充分排出空气，可以使腹部的肌肉收缩。

步行的时候注意使用腹式呼吸的目的是使得呼吸的更加深层次，达到收缩腹部肌肉的效果。

内脏也能因此回到正常的位置，有助于调整正确的姿势。

除了充分的深度呼吸以外，还有一点是需要注意的。

那就是步行时要大幅度地摆动手臂。伴随着手臂的大幅度动作，平时很少使用到的肌肉也可以得到锻炼。

腹式呼吸和大幅度摆动手臂，可以使得步行时充分消耗身体的能量。不是单单无意识地走路，而是抱着难得有机会『锻炼一下肌肉』的想法，认真执行以上两点。

可以驱寒瘦身的半身浴的正确做法

1 注意保持「头冷脚热」的状态

2 浸泡半身浴的时候，手脚做「石头、布」体操

3 洗澡结束之前，重复几次往身上浇冷水再进入浴缸泡热水的动作

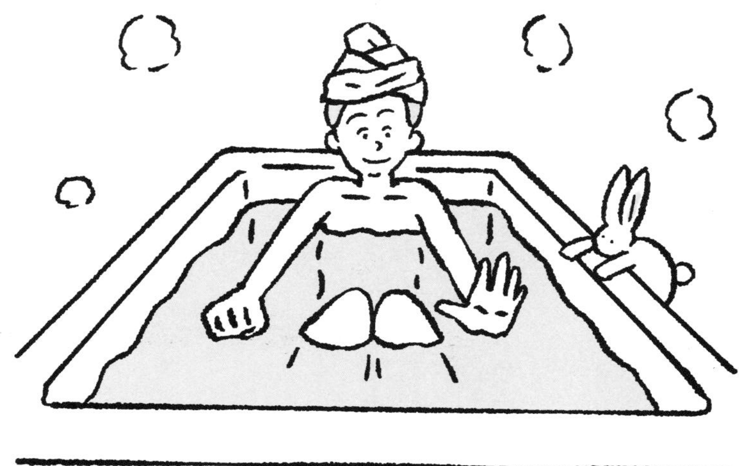

水和空气是一种加热质量会变轻、冷却质量会变重的物质。据说人体的60%以上是由水分构成的，当长时间泡澡时，等于加热这部分水分，使人处在一个充血的状态。这是引起头痛的其中一个原因。而冷却变重的水分则聚集在四肢处，引起手脚的冰冷。

为了可以保持『头冷脚热』的状态，让我们换成半身浴吧。泡澡时热水保持在40度左右，时间大概20分钟就足够了。在浴缸里的时候手指和脚趾可以重复『石头、布』体操（译者注：左右的手指、脚趾分别交替做出握紧和张开的动作），这样可以锻炼到四肢末端的肌肉，起到驱寒的效果。泡完澡后，重复几次『往身上浇冷水』和『进入浴缸泡热水』的动作来进行冷热交替浴，更能起到加速血液循环和提高新陈代谢率的作用。

*身体感到不适或有心脏类疾病的人士请勿操作。

应对和预防贫血需要补充足够的『铁』

1 注意在日常饮食中补充『血红素铁』

2 动物性铁比植物性铁更有效果

3 与蛋白质一起食用效果更佳

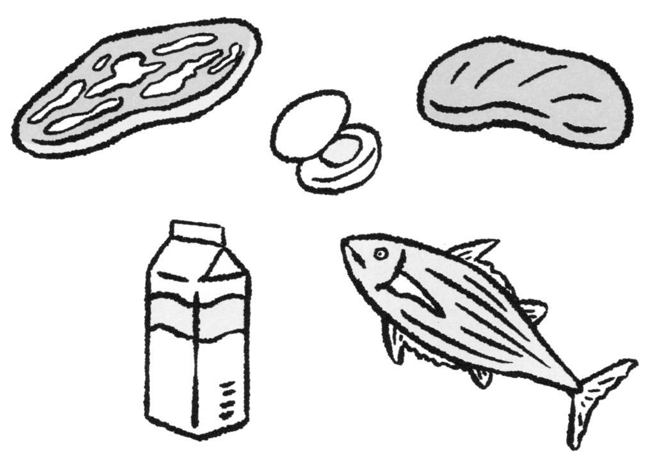

血红素铁

贫血症在女性群体中很常见。这其中最多的一种被称为『缺铁性贫血症』的病症。

此外，女性由于月经出血而导致的贫血症也比较常见。如果贫血症通常伴随着头晕、心悸、容易疲劳、食欲不振等这些症状，则患有『缺铁性贫血症』的可能性比较大。

如果发现自己有这样的症状，可以尝试摄取一些容易被身体吸收的『血红素铁』。动物性食物如肝脏、红肉、沙丁鱼、鲣鱼等都含有丰富的血红素铁。另外，菠菜、大豆、小松菜等含有的铁（非血红素铁）当然也能有效缓解症状，但由于相比动物性的铁没有那么容易被身体吸收，因此可以搭配鸡蛋或牛奶等蛋白质一起食用。

锻炼下腹，改善便秘问题

1 便秘的原因在于腹部的肌肉无力

2 通过空中自行车进行肌肉锻炼

3 若保持肠道环境正常效果更佳

初级者篇

①仰卧在瑜伽垫上，双手在脑后交叉。
②双腿在空中模拟蹬自行车的动作。
③注意膝盖动作要超过股关节，以达到锻炼肠道和腰部肌肉的目的。刚开始坚持30秒，适应后可延长至1分钟左右。

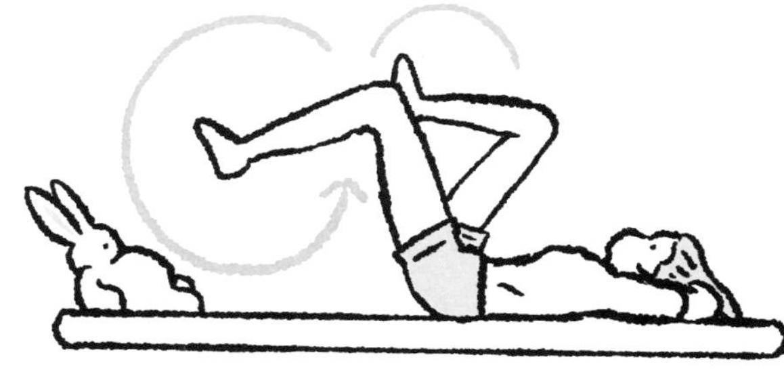

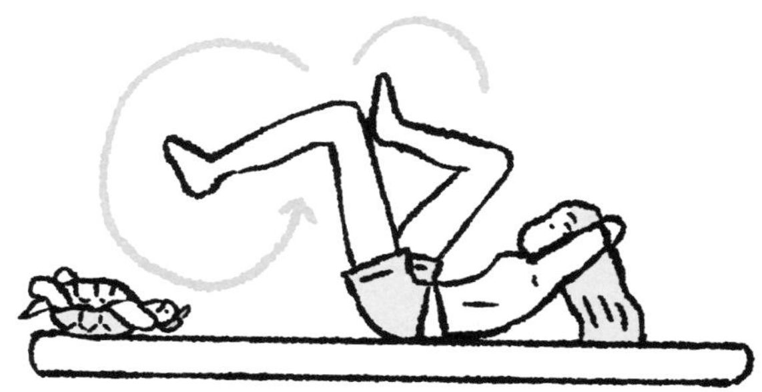

中级者篇

在上述动作的基础上抬起上半身，使得肩胛骨以上的部位都悬空，保持这个姿势进行蹬自行车动作。

每个人便秘的原因都不一样。饮水不足、肠道环境恶化、压力、肌肉力量下降等。在这里主要是想介绍通过锻炼腹部周围的肌肉来提高排便能力的这个方法。

首先我们从初学者也能坚持下来的方法开始实践吧。当肌肉得到锻炼，外观上当然也会有塑性的作用。另外，减轻便秘除了锻炼肌肉，同时还需要有意识地摄取蔬菜、水果、酸奶等食物来调整肠道环境。

美白不单靠外涂护肤品，内养更有效果

1 不单靠外涂护肤品，内养也要到位

2 摄取抗氧化成分

3 无法在身体内储存的成分要勤快地补充

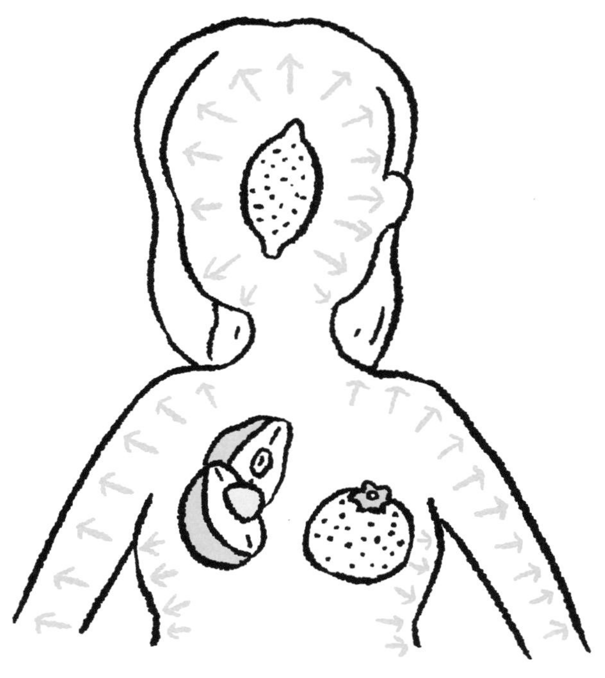

外涂的护肤品对于美白来说固然重要，但是内养其实才是美白的关键。为了打造健康的肤质，我们需要均衡地摄入维生素、蛋白质、脂肪、矿物质。美白的大敌不只有阳光，压力其实也是。另外还需要食用含有抗氧化成分的食物。进食不同能让肤质有翻天覆地的变化。

首先是很多人都知道的『维生素C』，柠檬或橙子等柑橘类水果都含有。接着是『维生素E』，它作为脂溶性维生素蕴藏在坚果、牛油果或白苏子之中。还有『L-半胱氨酸』，可以促进新陈代谢、抑制黑色素生成，同时还有助于排除沉着在皮肤里的黑色素。大豆和蜂蜜都含有这种氨基酸。各类维生素和『L-半胱氨酸』都无法在体能储存下来，因此必须要勤快地补充。

从蔬菜开始吃起就不容易长胖

1 从蔬菜类的配菜开始进食

2 碳水化合物放在最后再吃

3 血糖值上升是瘦身失败的原因

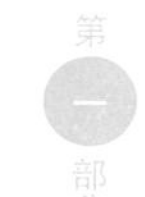

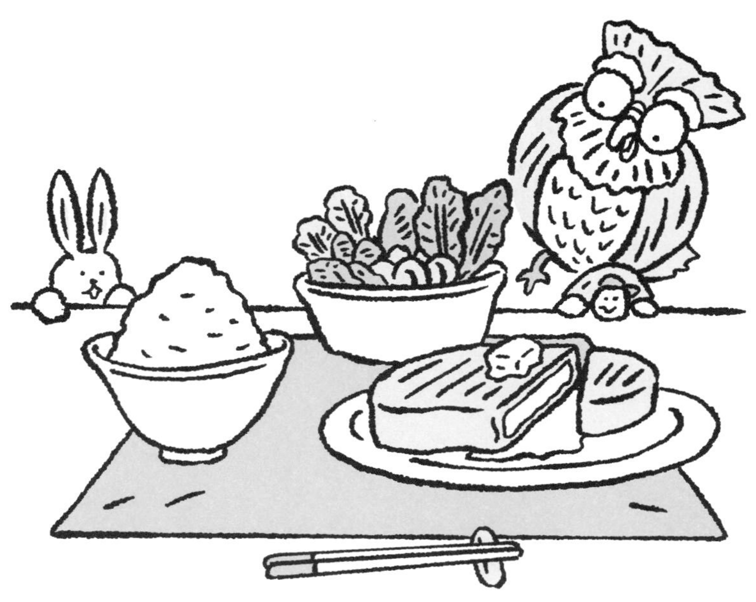

我们在进食的时候需要注意避免会令血糖值急速升高的进食方式。血糖值上升时，身体为了降低血糖值会分泌更多的胰岛素。胰岛素不单会降低血糖，还会抑制存在于体内的脂肪进行氧化分解，同时促进脂肪细胞摄取还没被分解利用的糖分（碳水化合物）。

因此，空腹时为了填饱肚子而暴饮暴食是最不可取的！一开始先吃碳水化合物或薯类食物等容易使血糖值升高的食物也不好。

应该先从蔬菜类的配菜开始进食，然后是鱼、肉等蛋白质，最后才吃碳水化合物类的主食。遵循这种进食顺序，就可以防止血糖值突然升高，同时也能防止胰岛素过多地分泌。

按摩小腿肚后全身更舒畅

1 在傍晚按摩更加有效

2 促进全身血液循环，倍感舒畅！

3 当天就要改善当天的浮肿情况

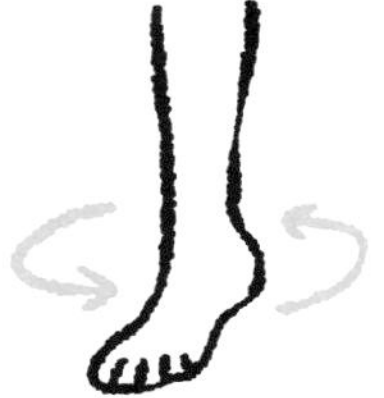
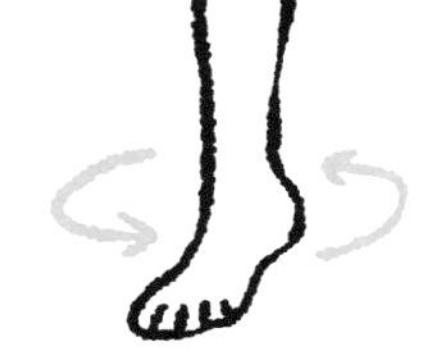

转动脚踝。

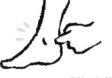

用第二指关节按压脚踝附近。

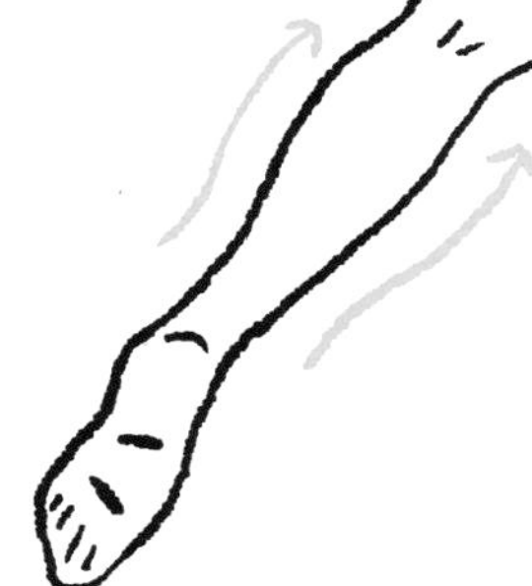

刺激膝盖背后内侧的淋巴。支起膝盖，用拇指按揉膝盖背后凹陷的地方。

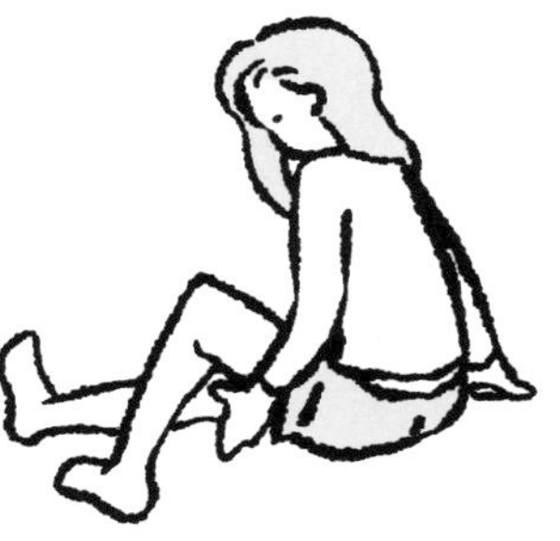

想象从脚踝流动到膝盖背后的路径，按摩小腿肚。

小腿肚被称作人类的第二个心脏。按摩小腿肚可以促进全身血液的循环，改善浮肿。其关键在于『傍晚时间的按摩』。在傍晚的时候按揉小腿肚、改善血液循环，可以排出身体的废弃物和多余的水分。膝盖背后和脚踝附近分布有淋巴，要用按压的方式进行按摩。小腿肚可以促进全身的血液循环，就像是身体的压泵一样。

做延展小腿的伸展运动、或者做仰卧后四肢朝天甩动的体操，也可以有效防止浮肿。

对付寒冷不应该从外部取暖，而是要从体内开始温暖

1 起床后喝一杯白开水

2 认识根茎类蔬菜等『可以暖和身体』的食物

3 养成保持身体温暖的习惯来提高基础代谢

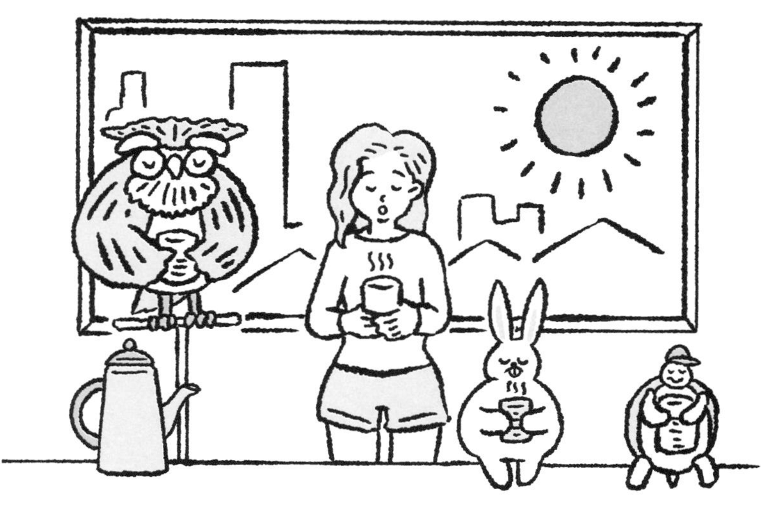

起床后首先喝一杯白开水。虽然咖啡的香气更加诱人，但是咖啡会使得交感神经变得兴奋，从而令到体温下降。此外，冬季的应季蔬菜和食用部分为长在土地里的根茎、果实的蔬菜（根茎类蔬菜）可以使身体暖和起来。但是，也有部分根茎类蔬菜生吃反而会使得身体变寒冷，比如白萝卜或山药。因此要注意在天气寒冷的时候不要过多食用白萝卜沙拉或者萝卜泥等菜式。

体温每上升1度，基础代谢率则会提高12%。温暖身体、升高体温、提高基础代谢率，对身体来说是一件很有益的事情。

利用暖宝宝取暖时，直击三个关键要处

1
对付肠胃的寒冷要贴在肩胛骨之间

2
有动脉经过的颈部

3
想要下半身暖和要贴在臀部上方

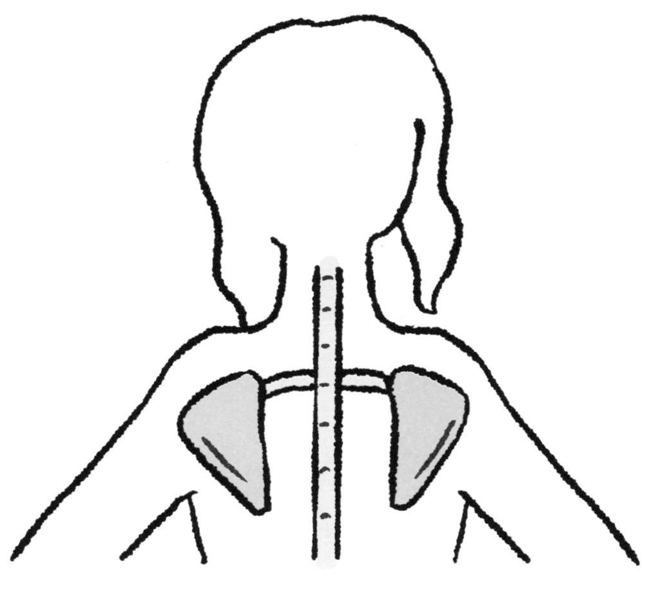

当利用暖宝宝等外物来使身体暖和的时候，要注意贴放在正确的位置。比如说背部，肩胛骨之间分布着很多神经，贴在这里能够使肠胃活动起来；促进血液循环，身体也变得暖和起来。

然后是颈部，颈部有动脉经过，并且脖子根部有驱寒的穴位，对于身体保暖很适用。可以将暖宝宝卷入围巾当中加以固定。

对付下半身的寒冷可以温暖脊椎与盆骨之间连接的部分。正好就是臀部夹缝正上方的位置，温暖这个部位则可以使下半身暖和起来。

急救信号

感冒初期症状

身体健康管理

身体寒冷

免疫力下降

按摩穴位，养成不易感冒的体质

1 首先要认识「风门」这个穴位

2 每天按压一次风门

3 除了按压风门，热敷也同样有效

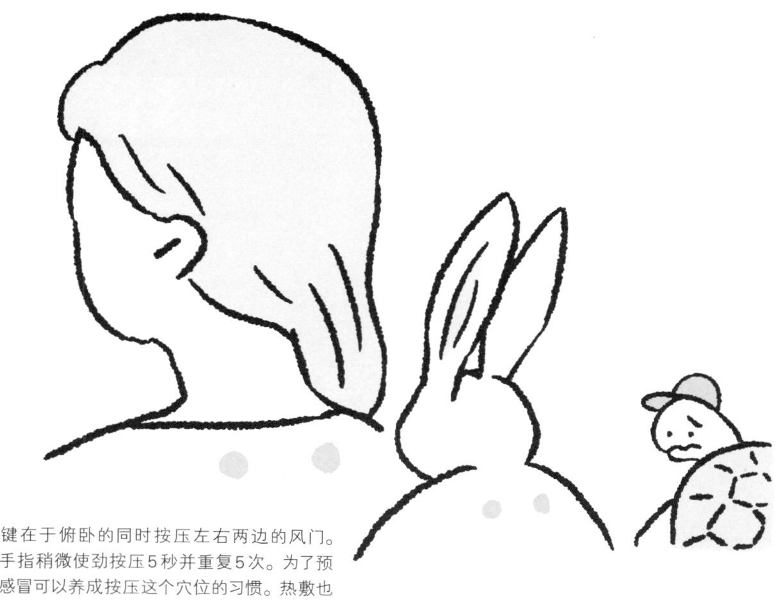

关键在于俯卧的同时按压左右两边的风门。用手指稍微使劲按压5秒并重复5次。为了预防感冒可以养成按压这个穴位的习惯。热敷也是可以的。

颈部附近有一个被称作『风门』的穴位。向前低头，背部会有一块骨头凸出来，从这个大椎下的第2个凹洼（译者注：第2胸椎与第3胸椎间）、左右各向外两个指头之处就是『风门』。

在东方医学中，这个穴位也被称作『风邪』，因为邪气会从这个风门进入身体。因此也可以理解为感冒就是从这个穴位进入身体的。热敷这个位置可以提高免疫力，起到预防感冒的效果。

通过足浴、手浴来减重

1
可以驱寒消肿

2
不费劲就能完成，容易出效果

3
完成后加上冷热浴效果加倍

急救信号

身体寒冷

免疫力下降

亟须放松

心情转换

自律神经不调

浮肿

与沐浴分开，每日进行3次以上更加有效。

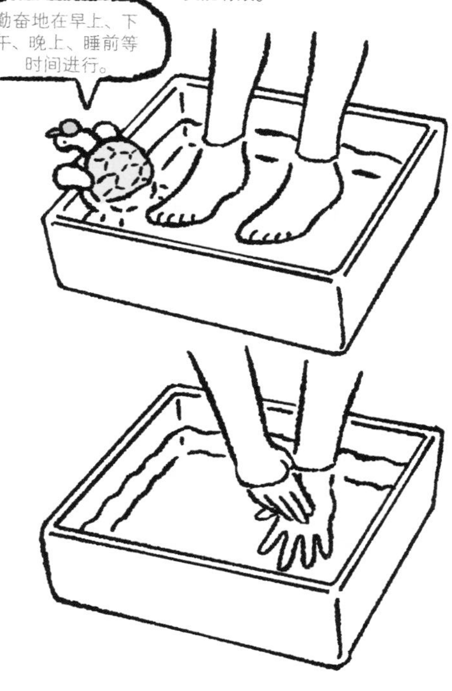

足浴

- 盆内盛上没过脚踝三指以上的40～42度的热水，放入双脚。
- 边加热水边泡脚10～15分钟。
- 可视情况把热水的温度调至不会出汗的程度。

手浴

在盆内盛上40～42度的热水，浸泡至手腕以上的位置5～10分钟。特别是手腕的位置一定要温暖到。浸泡期间可以张手握拳活动手指、刺激穴位进行按摩等。

足浴、手浴等『个别部位泡浴』，可以通过温暖身体的一部分来温暖全身。

足浴可以使得全身的血液循环更加通畅，从而起到缓解足部疲劳、祛水肿、驱寒等效果。

手浴则对肩膀酸痛、眼睛疲劳、失眠或头疼等有改善的作用。只需要把手掌和手腕浸入热水中的操作也十分简单、容易操作。

另外若想改善怕冷的情况，『冷热浴』是一个很好的对策。浸泡热水5分钟后再浸泡冷水30秒，如此重复3～4次，最后一次以浸泡冷水结束。如此交替进行可以改善血管反射、提高新陈代谢速度，有助于改善怕冷的情况。

用维生素C击退紫外线导致的斑点和暗沉

1

维生素C可以抑制黑色素生成

2

有效防止色素沉着导致的斑点

3

维生素C衍生物直接外涂更有效

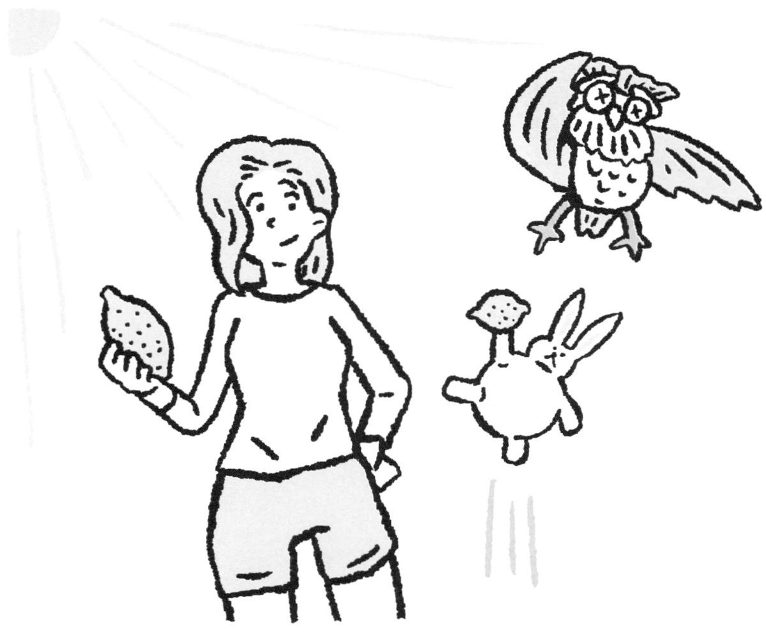

『维生素C』可以抑制黑色素的生成，而后者正是导致斑点和暗沉的元凶。维生素C也是最适合用于淡化因色素沉着导致的斑点。当然同时还能预防色素沉着。甚至还有分解活性酸素、消除痤疮带来的炎症、抑制过多的皮脂分泌、改善皱纹和松弛情况等效果。

维生素C接触空气后很容易氧化变质，因此很难渗透进皮肤。而使用含有『维生素C衍生物』的化妆水或精华液则可以慢慢渗透至皮肤底层，这是发挥其作用的关键。

另外，维生素C还有缓解压力、预防贫血、增强吸收其他有助于缓解疲劳的营养素的效果，因此疲惫的时候食用维生素C也是不错的选择。

急救信号

骨质疏松

烦躁不安

情绪不稳定

肌肉疲劳

当觉得烦躁不安时先补充「钙」

1 烦躁通常来源于疲劳，先要打造不易疲惫的身体

2 有效预防和改善骨质疏松

3 与其他食物一同均衡饮食

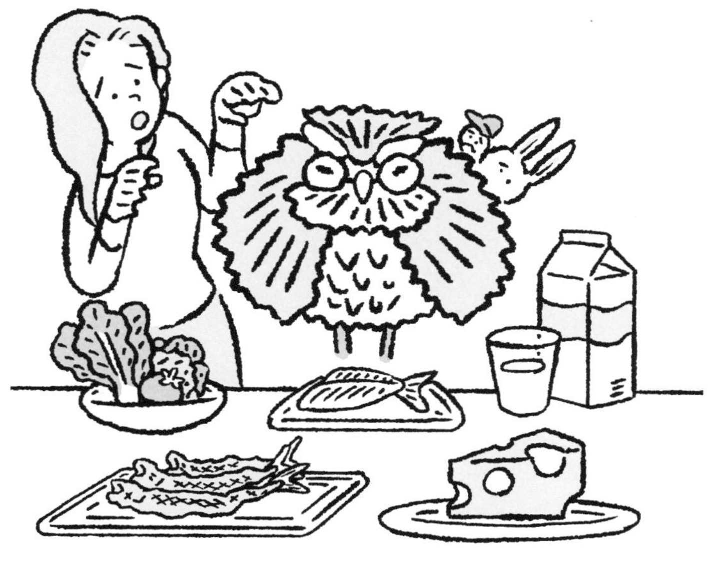

富含钙的食物

牛奶、樱花虾、芝士、多春鱼、油炸豆腐、鱼干、黄绿色蔬菜、芝麻等。

年轻时结实的牙齿和骨骼在数十年后不可能一直维持现状。建造强健的牙齿和骨骼、保持骨头密度、预防骨质疏松等都离不开钙。

可是我们究竟需要摄取多少量的钙质才够呢?成年女性每日需要的钙大约是650毫克。只通过牛奶来补充这个量则需要3～4杯牛奶。但是这样容易导致营养失衡，因此可以注意与其他富含钙的食物一起食用。

通过维生素E重返青春

1

调整内分泌平衡需要维生素E

2

可以预防衰老和生活不良习惯引起的疾病

3

同时还能缓解压力

急救信号

压力大

生理痛

衰老

不孕

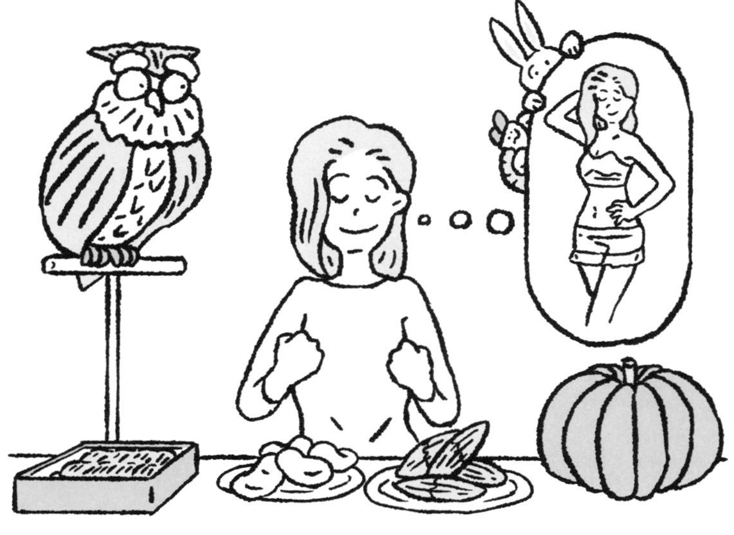

富含维生素E的食物

南瓜、长蒴黄麻、杏仁、榛子、鳗鱼、鰤鱼幼鱼、小麦胚芽。
维生素E与维生素A或维生素C一同食用可以有加成效果。

大家知道维生素E可以调整性激素的平衡吗？当子宫的活动活跃起来时，受孕率也会提高。同时还能缓解生理痛和月经不调。

拥有强效抗氧化作用的维生素E还有『返老还童的维生素』之称。活性酸素容易加速衰老或是引起高血压、糖尿病等生活习惯病，而维生素E则能抑制活性酸素的增加。

另外维生素E还与抗压相关激素的生成有关系，可以提高面对各式各样压力的对抗能力。

急救信号

便秘

腹泻

衰老

肠胃不适

腹胀

让肠道年轻五岁的『益生菌』

1 认识富含对身体有益的『益生菌』的食物

2 配合膳食纤维和低聚糖一起食用效果加倍

3 肠道内大概有100兆个肠道细菌

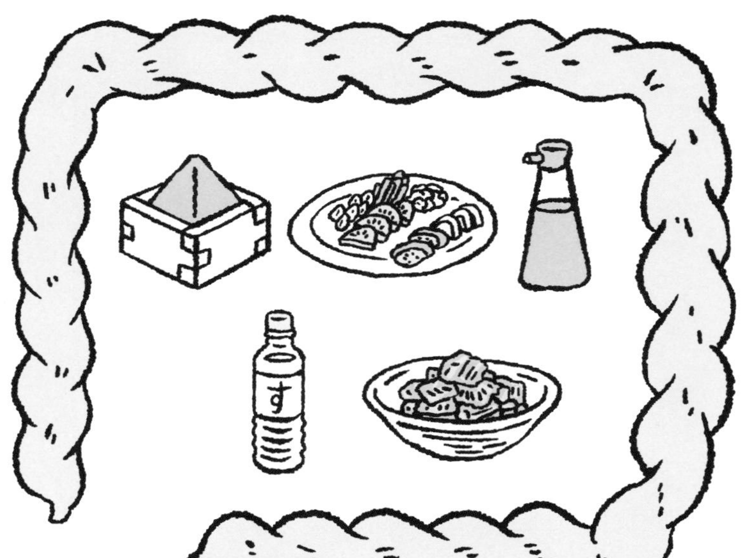

富含有益菌的食物

酱油、米糠酱菜、味噌、泡菜、醋、酒等。

『益生菌』可以改善肠道环境。酱油、米糠酱菜、味噌、韩国泡菜、醋、酒等食物都含有益生菌。

人类的肠道内大概有100兆个肠道细菌。这些细菌在肠道内有序地运作才能保持正常的肠道环境，尤其是益生菌这种能改善运作的有益菌，更能够缓解便秘、腹泻等情况。

根据益生菌种类的不同，部分益生菌无法对抗胃酸，因此可以考虑与其他食物一同食用。比如与膳食纤维和低聚糖等作为有益菌的饲料一起食用。另外，比起动物性的菌种，植物性的乳酸菌更能对抗胃酸，因此推荐常吃纳豆和泡菜。

鸟氨酸让你不再受宿醉困扰

1
鸟氨酸的作用是『缓解疲劳』和『消除宿醉』

2
有效缓解因肝功能下降引起的疲劳

3
只需依靠保健品便可轻松实现

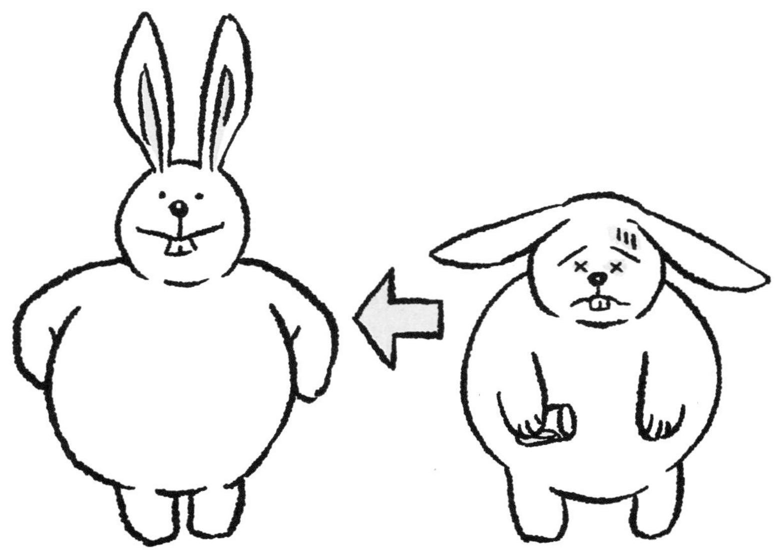

有一种氨基酸名为鸟氨酸。其功效是帮助分解体内、特别是肝脏内的酒精或氨素，促进肝脏的排毒工作等。

过度饮酒时体内的鸟氨酸会不足，从而无法分解酒精。此时如果食用鸟氨酸，就能加速体内剩余酒精的分解，从而消除宿醉。

体内如果堆积过多氨素，则会引起身体疲劳。因此通过食用鸟氨酸来缓解由肝功能下降引起的全身疲劳就最合适了。蚬贝是比较有名的富含鸟氨酸的食物，但是要每天大量食用蚬贝也不太现实，因此通过保健品来摄入也是可以的。

在怀孕适龄期有意识地摄取「叶酸」

1 即将备孕的阶段就开始摄取

2 绿色蔬菜中含量丰富

3 可轻松通过叶酸保健品摄取

急救信号

不孕

抑郁

贫血

便秘

脱发

瘦身

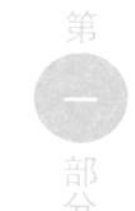

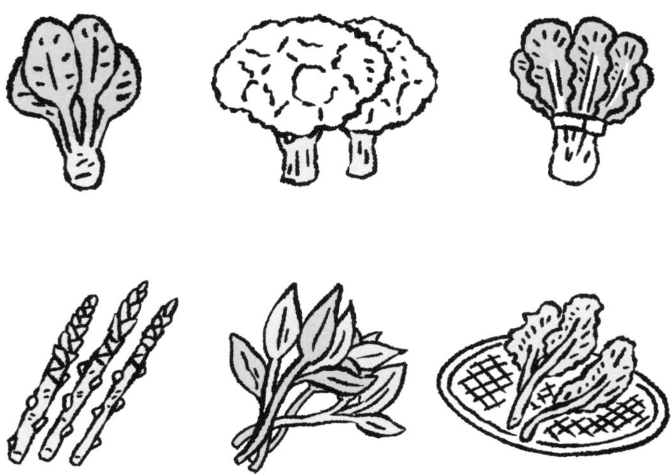

富含叶酸的食物

菠菜、长蒴黄麻、茼蒿、油菜、西蓝花、青芦笋、豆类、海藻类、肝脏等。

叶酸有溶于水的特性，属于『水溶性维生素』，是B族维生素中的一类。与维生素B_{12}一起关系到红细胞的生成，因此也被称为造血维生素。那么大家是否知道叶酸也正在备孕过程中备受关注呢？

叶酸不足会很大程度地影响胎儿的造血功能、DNA形成和细胞分裂等。由于当我们确认怀孕的时候新的细胞已经开始形成了，因此叶酸是怀孕适龄期的女性在怀孕之前就应该补充的必要维生素。同时它还有对付皮肤粗糙、月经不调、便秘、脱发、瘦身等功效。

若在日常饮食中难以摄取叶酸，也可以通过保健品补充。现在市面上有各种各样专门为女性研发的叶酸保健品。

改变主食种类
就能变得苗条

1

把精白米更改为糙米、糯米

2

在外就餐可以选择荞麦面

3

喜欢面包的可选择全麦粉、黑麦

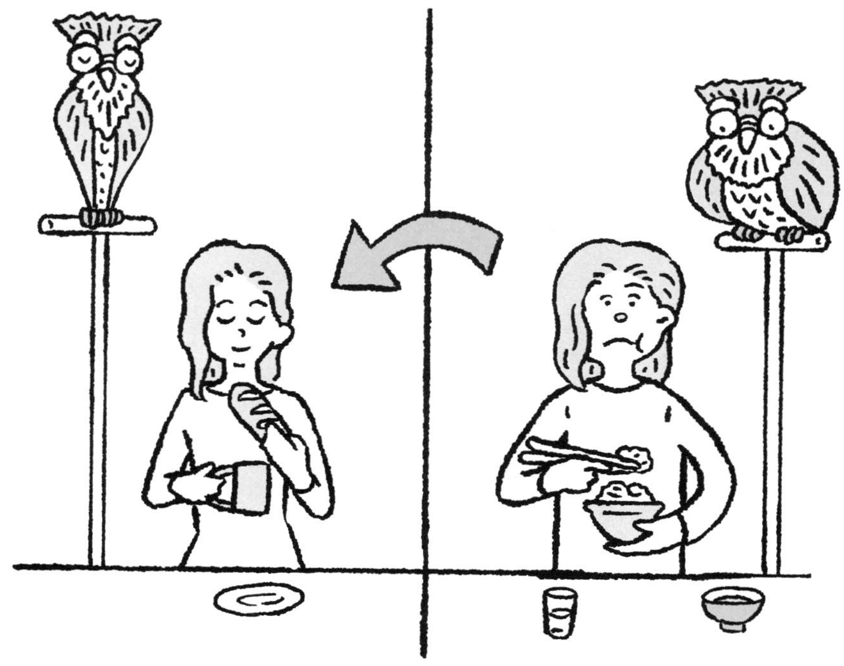

米饭选择糙米或糯米，面包选择由全麦粉或糯米制作的就可以啦。

日本人的主食为米饭，通常会搭配配菜吃下很多白米饭。这样的人如果突然挑战限糖的方式来瘦身，会承受很多不能吃主食的压力，对身体也会造成负担。

为了能够平稳地坚持瘦身，在这里向大家推荐用糙米或糯米来替代精白米。笔者自己在非常想吃主食的时候，也会选择糙米、糯米或者五谷米来吃。在外就餐时则会选择荞麦面。相比起精白米、意大利面、乌冬面来说，这些杂粮使血糖值升高得缓慢一些。

早餐喜欢吃面包的人则推荐选择全麦面包、黑麦面包。这一类面包含有丰富的膳食纤维、维生素和矿物质，进食的同时还可以补充营养。与糙米和糯米一样，这类主食在市面上都很容易买得到，更容易实践。

顺利度过生理痛的方法

1 从外部温暖腹部

2 优先选择生姜、根菜和蛋白质

3 拒绝会让身体变得寒冷的咖啡因

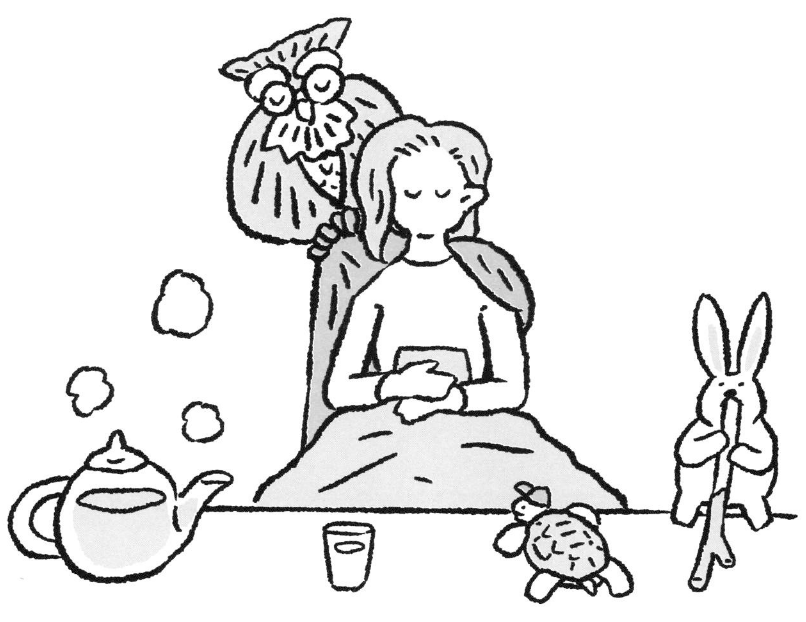

前列腺素是一种类似于激素的物质，它会促使为了准备妊娠而周期性增厚的子宫内膜脱落、与血液一起排出体内。这种物质如果过量分泌则会引起生理痛。此外，相比男性而言，女性身体肌肉量低、身体容易寒冷也是痛经的原因。身体寒冷会影响血液循环，导致经血无法顺畅地排出，这样就会引起生理痛。作为应急方法，可以在背部、腹部、脚部贴上暖宝宝以取暖。除此之外，日常要注意食用能温暖身体的食物，比如生姜、冬季蔬菜（白菜或葱等）、根菜（牛蒡或莲藕）。然后还需要食用优质的蛋白质，比如鸡肉、羊肉、青鱼等都含有丰富的蛋白质，应该要多多摄取。相反要减少摄取会让身体变得寒冷的咖啡因，比如巧克力、咖啡、红茶等都含有较多的咖啡因。

急救信号

便秘

衰老

皱纹

松弛

毒素沉积

活动肠道，远离便秘又抗衰老

1 不会造成身体负担的运动量最佳

2 改变日常饮食使其更有助于调整肠道环境

3 有意识地多喝水

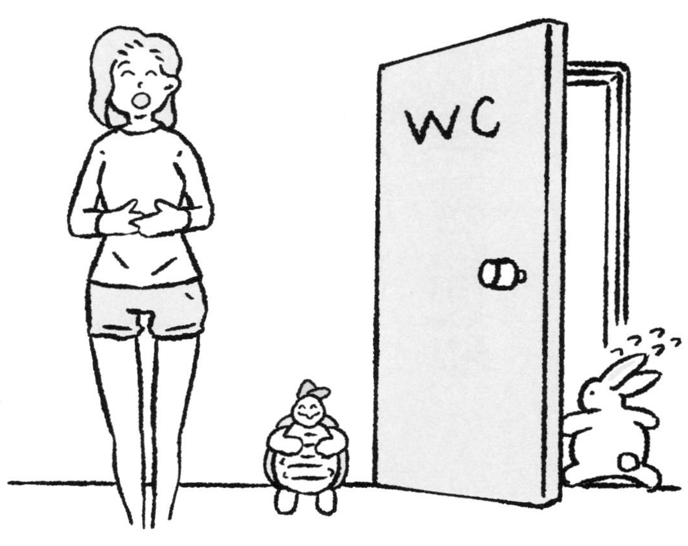

导致便秘的原因有很多种，每个人都不一样，但是只要注意纠正生活习惯、调整好肠道环境，基本都能一定程度地解决便秘的问题。此外伴随着便秘问题的解决，皮肤粗糙、皱纹、松弛、身体不健康等问题也会跟着消失，带来非常多好处。

要消除便秘，请谨记以下3个要点：

❶适当地运动来刺激肠道活动

通过慢跑或腹肌锻炼等每天可以坚持的运动来加强下半身肌肉的力量吧。同时还可以加速血液循环，调整自律神经平衡。

❷改变日常饮食使其更有助于调整肠道环境

日常食用酸奶、芝士等乳制品及纳豆、味噌、泡菜等发酵食品，这些食物都能为身体带来有益菌。水果则推荐富含膳食纤维的苹果和含有低聚糖的香蕉。

❸多喝水能软化便便

每天饮用足量的水可以使得便便在肠道内的路程更通畅。冰水可能会使得内脏变冷从而肠道的蠕动也受到影响，因此饮用常温的水比较好。另外咖啡因有利尿的作用，所以注意不要过量饮用。

如果腿部很容易抽筋，试试把茶换成水

1 关键是要多喝富含矿物质的水

2 经常做些简单的腿部拉伸动作

3 可以在泡澡时刺激穴位或按摩腿部

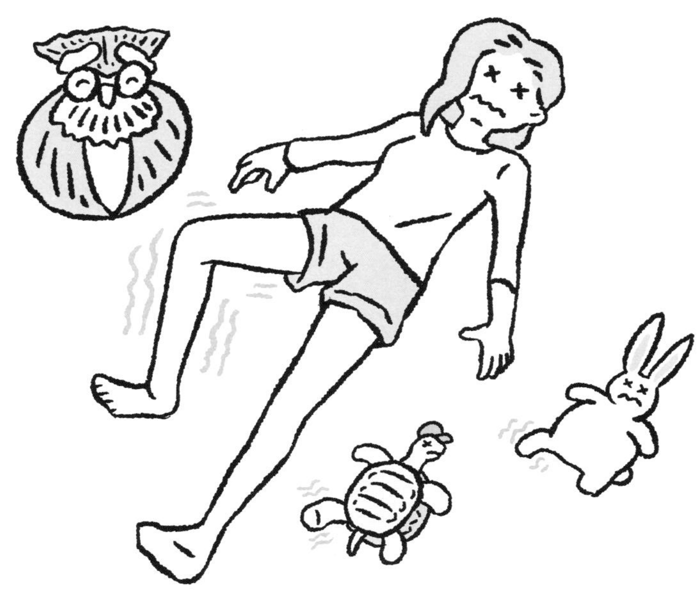

导致腿部抽筋的原因是作为运动神经一部分的运动神经末梢出现了不好的情况，其具体的直接原因则是由于体内矿物质的缺失。身体排出大量的汗液后体内的水分就会减少，因此腿部就容易抽筋。流失的矿物质可以通过饮用水或运动饮料来补充。

另外，长时间穿着高跟鞋会使得腿部肌肉一直处于紧张状态、或是由于运动不足使得腿部血液循环不好或容易寒冷，这些都容易引起腿部抽筋。

平时经常腿部抽筋的人应该多喝水来补充矿物质，还要注意多做拉腿等简单的拉伸动作。

此外，在泡澡的时候给自己的小腿肚或是足部按摩会更加有效。

在桌面就能解决眼睛疲劳问题

1 眼睛疲劳是由于眼球周围的疲劳

2 重点是要勤奋地拉伸眼部肌肉

3 从眼睛到脖子、头部都要拉伸到位

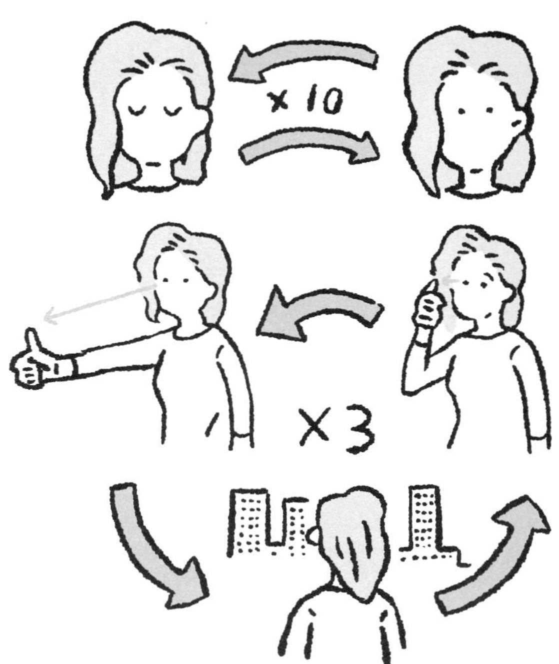

①重复睁眼闭眼10次。

②举起拇指并靠近眼前凝视5秒，然后将拇指伸向前方凝视5秒，最后看向远方5秒。如此重复3组动作。

③最后按揉眼眶周围、太阳穴、脖子根部。

大家有没有觉得长时间进行桌面工作或使用手机后，眼睛的疲劳正在变成慢性病呢？虽然用热毛巾或发热眼罩热敷也有一定的效果，但这个方法会让人担心弄花眼妆、或是在办公时间难以实施。让我们来学习在桌面就能轻松完成的眼部拉伸体操来缓解疲劳吧。

眼周有牵动眼球和眼睑的肌肉，若这部分的肌肉疲劳就会引起眼睛疲劳。眼睛疲劳有可能引起肩膀酸痛或头痛，需要留心尽早对应。

觉得吃过量了后，在48小时以内调整好就是安全的

1 控制好摄取的热量

2 用水分、膳食纤维击退便秘

3 积极地多运动

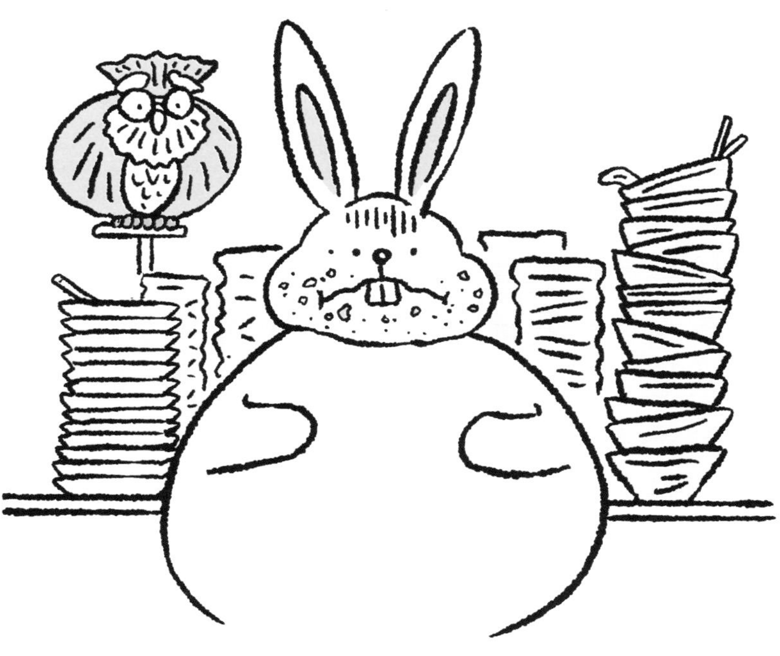

其实就算吃过量了，这些食物还没有立刻在体内转化为脂肪。只要在吃过量了之后的48小时内重新调整好就没有问题。多余的热量会被运送到肝脏，被代谢后再储存下来。即使第二天体重有所增加，主要也是因为体内还有未排出的水分。

过食的次日要控制好摄取较少的热量，其次要积极地做些如快走、跑步的运动。还要注意多饮水和多吃膳食纤维来促进新陈代谢。

感到剧烈的头痛时不要冷敷而要热敷

1 热敷颈部加速血液循环

2 牢记颈部穴位并刺激

3 通过自助拉伸放松颈部

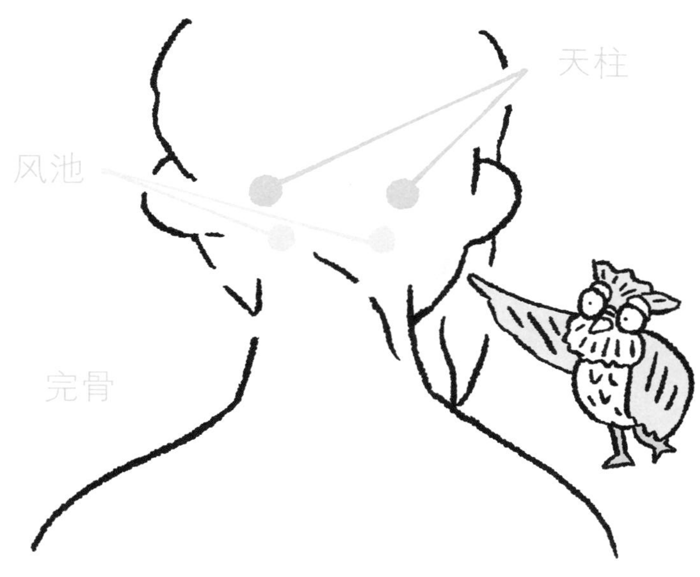

头痛可以称得上是一种现代病。因长时间使用电脑或手机引起的头痛，最佳的缓解方法就是促进血液循环，使得变窄的血管再次扩展开来。试试在脖子后面敷上热毛巾或暖宝宝吧。

头部根部有两个叫『风池』的穴位。刺激穴位来加速血液循环也能缓解眼睛疲劳。头部向前后左右四个方向拉伸脖子也很重要。

头痛、脖子酸痛、眼睛疲劳，这三个症状是互相关联的。左眼疲劳的时候可以刺激右边的风池穴、相反右眼疲劳的时候可以刺激左边的风池穴也能有效缓解。眼睛与风池穴的位置是交叉联系的。

此外，还可以轻轻按摩头部来放松肌肉。

头发柔顺会让人看上去变得年轻

急救信号

偏食

头发干枯

脱发

抗衰老

1

通过食疗从内养发

2

锌、维生素、蛋白质很有效

3

『饮食均衡』是通往美丽的暗号

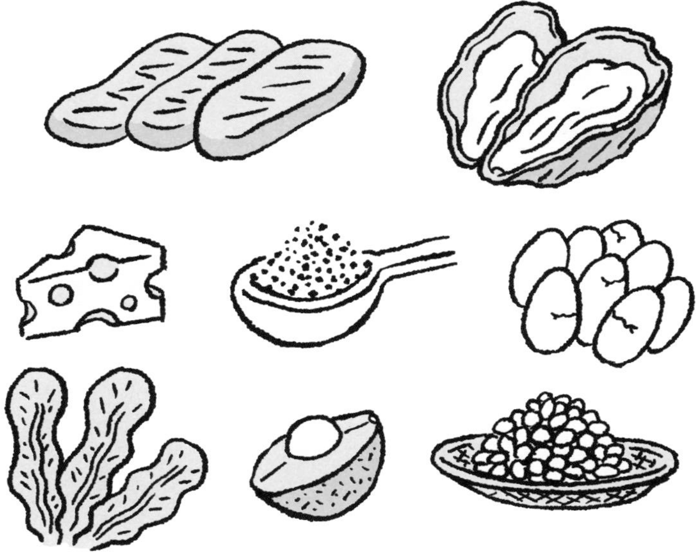

可以改善发质的食物

牡蛎、肝脏、鸡蛋、黑芝麻、芝士、大豆、牛油果、海藻类。

大家有没有过因为头发太干枯了而经常需要去做头发护理、或是买了一大堆护发产品的体验？其实如果想要发丝由内而外重生，可以尝试通过调整饮食习惯的方法来实现。因为随着年龄的增长，单靠外部的护理是很难让发丝重获光泽的。

角蛋白这种蛋白质是构成毛发的主要成分。如果与维生素一起食用就更容易被身体吸收。当觉得头发变得干枯毛躁的时候，可以摄取锌、维生素E、蛋白质等营养素。『饮食均衡』是这里的关键。

急救信号

眼睛疲劳

衰老

松弛

只需3分钟按摩就能恢复清澈的眼睛

1 促进眼周血液循环

2 不止是黑眼圈，连暗沉也能击退

3 养成习惯做每次3分钟的按摩

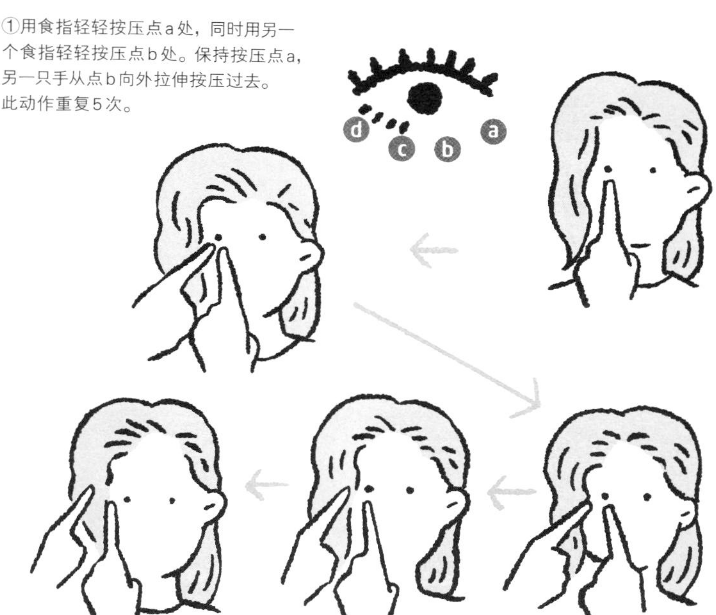

①用食指轻轻按压点a处，同时用另一个食指轻轻按压点b处。保持按压点a，另一只手从点b向外拉伸按压过去。此动作重复5次。

②继而用食指轻轻按压点b处，同时用另一个食指轻轻按压点c处。保持按压点b，另一只手从点c向外拉伸按压过去。此动作重复5次。

③最后用食指轻轻按压点c处，同时用另一个食指轻轻按压点d处。保持按压点c，另一只手从点d向外拉伸按压过去。此动作重复5次。

让我们通过改善脸部血液循环来消除即使化妆也很难掩盖的黑眼圈吧。刺激与眼睛疲劳相关的穴位，放松眼周的肌肉。当血液循环得到改善，不仅能祛除黑眼圈，还能消除暗沉。甚至还有改善眼下皱纹、抗衰老等作用。

对着镜子来做眼周的按摩操会变得更加容易上手。养成在早上和晚上、或是在有需要的时候按摩一下的习惯吧。

找到适合自己的放松方式就能变得幸福

1 巧妙地应对压力

2 有益于身则有益于心

3 养成对心理健康有益的生活习惯

急救信号

- 烦躁不安
- 抑郁
- 心情转换
- 紧张
- 无精打采
- 情绪不稳定
- 自律神经不调
- 压力大
- 慌乱

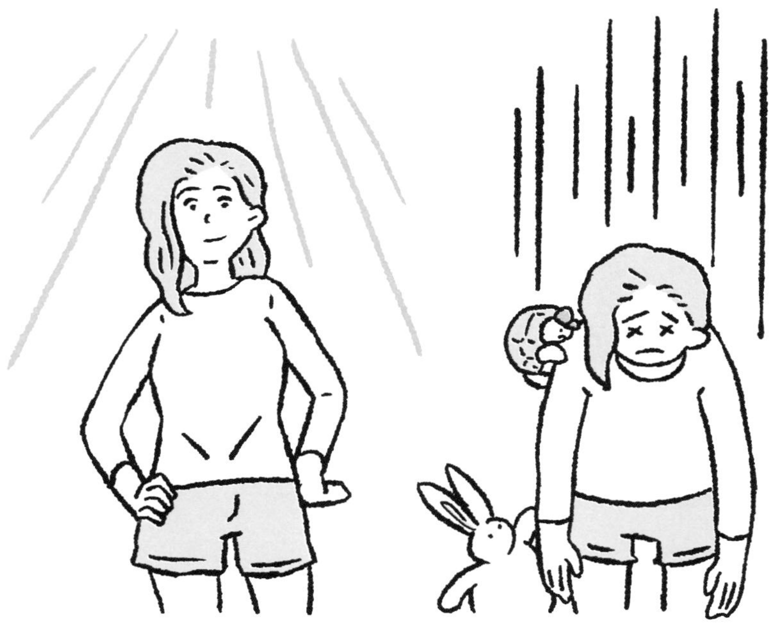

在当今社会里必须学会的是如何处理压力。虽然每个人的处理方式都不太一样，但是如果能找到巧妙应对的方法就好了呢。偶尔合理地向周围的人寻求帮助，发泄自己心里堵塞的情绪也是其中一个方法。

那么大家是否知道，不规律的饮食习惯和睡眠、运动不足、过度饮酒等不良生活习惯也是引发精神疾病的诱因之一，也会影响心理健康的呢？身心是一体的，注意养成有序的生活习惯对保持心理健康也有帮助。

只需要改变一个想法，自身能体会到的幸福度也会提升。让自己避免消极的想法、使自己变得幸福起来吧。

提高新陈代谢率，祛皱美肤

1 提高新陈代谢率可以改善皮肤干燥

2 促进血液循环的营养素是必要的

3 改变饮食习惯远离干燥体质

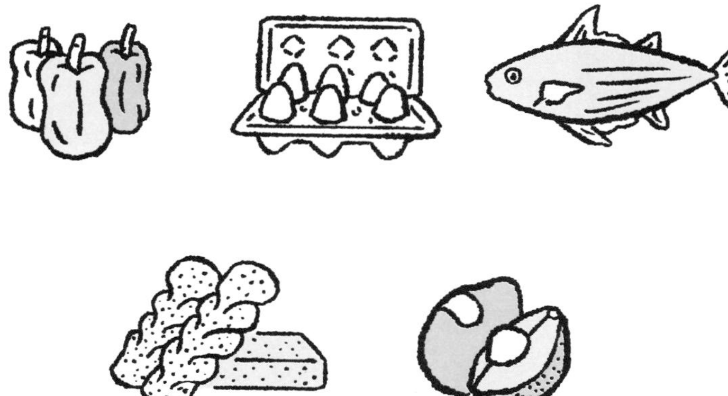

可以提高新陈代谢率的食物

红椒、鸡蛋、乳制品、青鱼（译者注：指脊背颜色为蓝色的鱼，如青花鱼、秋刀鱼、沙丁鱼等）、魔芋、牛油果等。

由于皮脂分泌、角质层水分、天然保湿因子的减少而导致皮肤表层变得干燥，这种状态被称为皮肤干燥。虽然用化妆水等产品滋润肌肤表层也是必要的，但通过促进体内血液、提高新陈代谢率对改善皮肤干燥的效果给为显著！

注意多摄取维生素A、维生素B、维生素C、维生素E、神经酰胺、锌等可以提高代谢率的营养素。改变饮食习惯就能养成明亮润滑的素颜肌肤。另外，单单依靠食物很难摄取足够量的所需营养，因此也推荐利用保健品来补充这些营养素。

通过改善体质击退花粉症

1

多元酚、DHA（不饱和脂肪酸）、乳酸菌是必需的

2

重点是要提高免疫力

3

改变饮食习惯来打造不畏惧花粉的体质

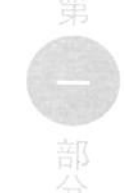

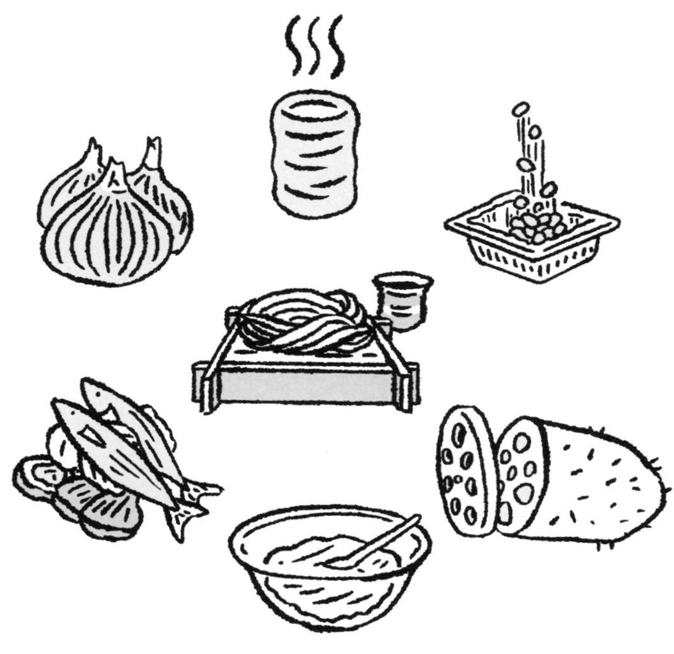

有助于对付花粉症的食物

纳豆、茶、洋葱、莲藕、荞麦面、鱼肉类、酸奶等。

引起花粉症的原因是体内的免疫细胞的过敏反应。想要治疗严重的花粉症，必须要提高自身的免疫力。

运动是必不可少的，日常饮食习惯也不可忽视。想要提高免疫力，可以多吃上图提及的富含多元酚、DHA、乳酸菌等的强抗氧化食物。特别是多元酚有很强的抗氧化作用，可以去除不利于身体健康的活性酸素。

随着花粉症症状的好转，自身的压力也会减轻。

轻松解决打鼾问题，只需这3个方法

1

原因在于脂肪囤积在脖子周围

2

侧身入睡能有效缓解

3

辅酶Q10使呼吸道恢复正常

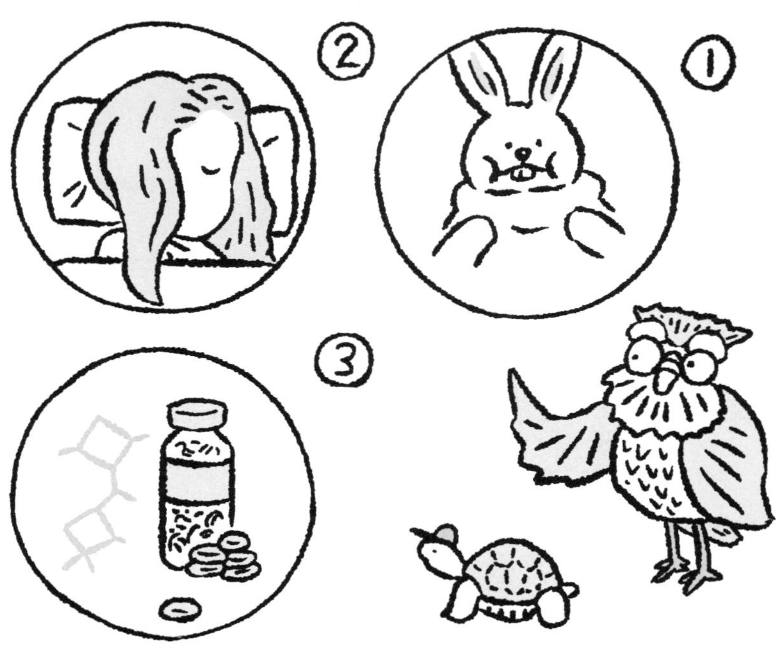

打鼾的其中一个原因，是受喉咙里面的脂肪或肌肉影响，空气所通过的空间变得狭窄。当睡眠中进行呼吸时，空气经过这个狭窄的通道就会发出声响。呼吸道变窄有很多种原因，其中一种是由于受到了脖子周围脂肪的挤压。虽然明白首先应该要减肥去除这些脂肪，但是脖子周围的脂肪其实并不那么容易去除。比这更简单的解决方法是侧身入睡。侧身时脂肪或舌头没有那么容易压迫喉咙，便于保持呼吸道畅通。此外，饮酒后肌肉会变得松弛胀大，因此更容易打鼾。

另外，越来越多人选择利用辅酶Q10来从体内解决打鼾的问题。辅酶Q10可以激活人体的能量、增强人体活力从而使得肌肉的活动更为顺畅。它对瘦身和美容也有帮助，推荐大家利用保健品来补充。

起床后最先喝到嘴里的饮料会左右身体健康

1 白开水有助于排毒

2 醋可以打造不易疲惫的身体

3 不推荐咖啡因和碳水化合物

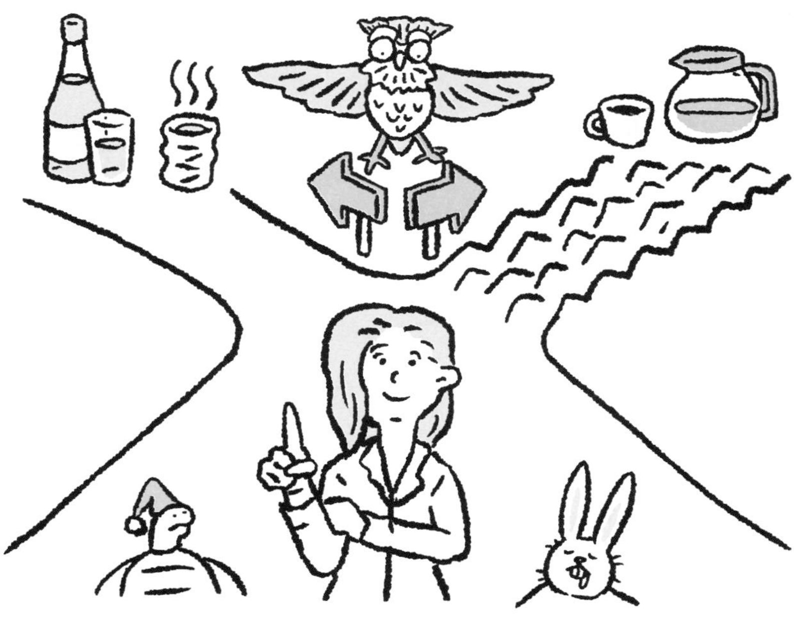

睡觉过程中人体大概会流失掉量为一水杯左右的水分。此时血液浓稠得几乎可以堵塞血管，因此起床后很重要的的一件事就是补充水分。白开水或是常温的水是不错的选择。在炎热的季节里大家可能会很想喝冷水，但起床后就喝冷水会对胃造成负担，应该尽量避免。

在早餐时饮用牛奶或者豆浆可以唤醒肠胃、促进早上的排便。特别是豆浆含有对脂肪燃烧有帮助的大豆肽，有助于瘦身。

另外，食用醋可以帮助人体缓解疲劳，把它混进别的饮料中饮用也不错，可以在清晨彻底唤醒身体。

夜晚一个步骤就能防止早晨的浮肿

1 瘦身选白开水，助眠选热牛奶

2 缓解身心的疲劳

3 结束前利用香薰放松

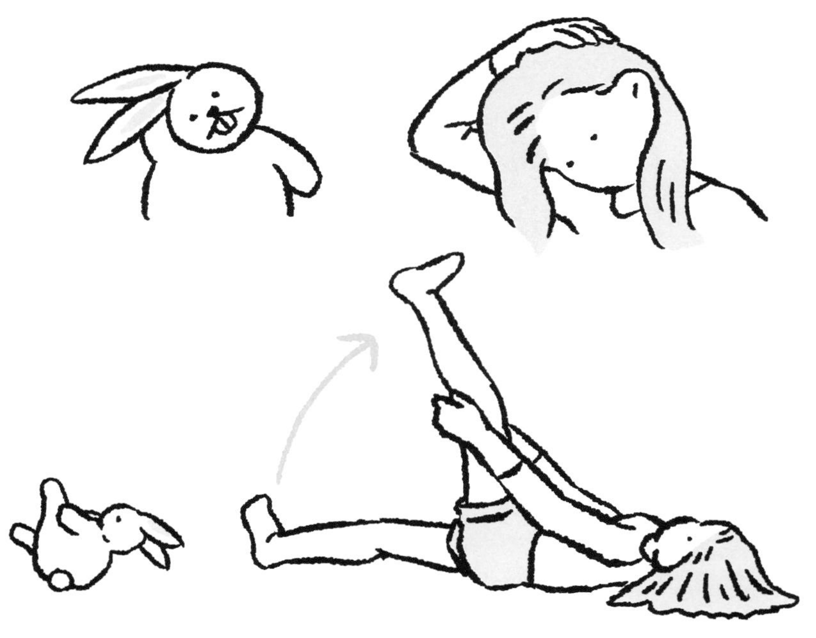

笔者自己会在早上起床后和晚上睡觉前各喝一杯水。可能很多人会觉得水分会使身体变得浮肿，但其实睡觉前的一杯水可以解决睡眠中的水分不足问题。睡前喝一杯白开水对瘦身有帮助，而喝一杯热牛奶则对睡眠有帮助。

对付脸部和腿部的浮肿，按摩和拉伸是最有效的方法。如果需要放松一天下来过度劳累的肌肉，比起冰敷来说热敷的效果会更好。避免过于激烈的按摩方式，抚摸肌肉这种程度的按摩就足够了。无论是在肌肉感到酸痛之前或是之后都可以进行按摩。重点是要在肌肉酸痛时，通过促进身体血液循环来缓解疲劳。

作为放松的一个方法，可以在枕边滴上数滴香薰精油，助眠效果会更加好。

急救信号

心情转换

注意力下降

压力大

无精打采

午餐时间封锁午后的瞌睡

1 改变午餐的进食方式

2 利用手部的石头、布体操唤醒大脑

3 利用咖啡因的提神效果

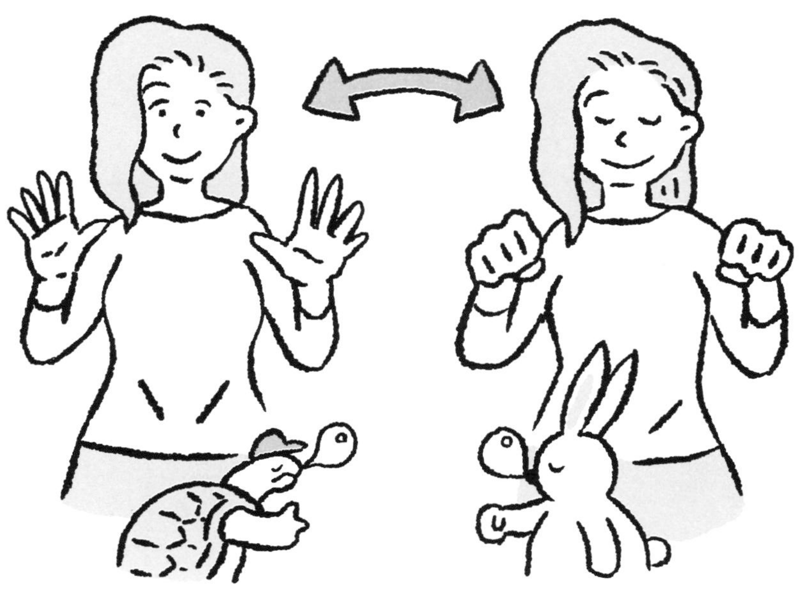

我们会犯困是因为副交感神经兴奋起来。比如吃完午餐之后就会特别容易犯困对吧？这是由于胃部在消化的时候，副交感神经的活动会变得最优先，导致流向脑部的血液就会减少，从而使脑部缺氧，人体便会感到困乏。

如果大家在进食后一定会犯困，不如尝试改变一下进食方式吧。午餐注意选择容易消化的食物并只吃到八分饱。摄取咖啡因来提神也是一种方法。

如果在不能睡觉的情况下还是困得不行，试一下双手同时重复做握拳、伸展的石头、布手部体操吧。这样可以刺激脑部从而抑制困意。如果是无论做什么都感到很困的人士，要注意自己是否属于睡眠呼吸中止症候群或自律神经紊乱。

不让失眠成为常态的生活方式

1 在饮食中加入色氨酸

2 保持头冷脚热的状态切换成睡眠状态

3 采用合适自己的睡眠方式

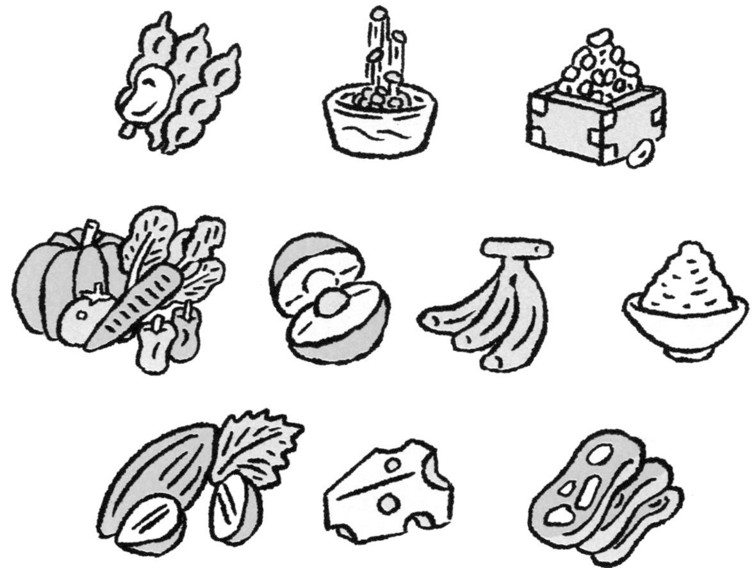

富含色氨酸的食物

大豆、纳豆、豆类、米饭、香蕉、牛油果、黄绿色蔬菜、猪肉、芝士、杏仁等。

每5个成年人当中可能就会有1个人有失眠症。其病症有很多种，主要表现为难以入睡、睡眠过程中会醒来数次、早上很早就醒来、没有熟睡的感觉等。其原因也有很多种，比如压力、不规律的生活习惯、嗜酒精或咖啡因等。

如果不想依赖安眠药，可以从日常的饮食习惯入手。色氨酸是构成脑内调整生物节奏的血清素的材料，可以多食用含有这个营养素的食物。植物性的色氨酸更容易被身体吸收。

同时，还要注意下午不要摄取咖啡因、睡觉前可以冷敷头部和热敷足部。其原理是足部暖和起来后皮肤的热辐射会升高，身体内部的温度会下降从而引出睡意。让我们来培养优质的睡眠吧。

第二部分

选哪个才能变瘦？让你通晓瘦身知识的一问一答

有一个成语是说“积少成多”。瘦身的习惯也是一天天积累下来才能养成的。就算是很细微的知识，如果能够提前知道，在比如看着餐饮店的菜单不知道点什么的时候，也能做出对身体有益的正确选择。

反正也是要走路的、反正也是要进食的、反正也是要运动的，选择对身体有效的、有益的选项的人能更快地看到效果。本章节向大家展示“只有知道了这些才能使身体线条变得更好”的智慧小知识。

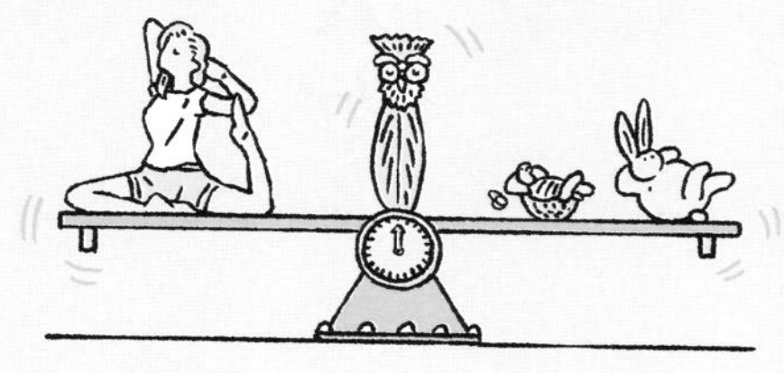

\ 选哪个？ /

控制糖分还是控制热量更能短时间内瘦身

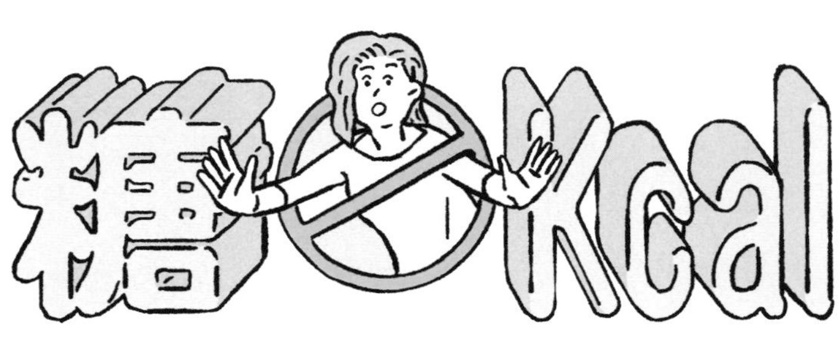

答案 控制糖分

最近常常能听到『控制糖分』这种瘦身法。摄取碳水化合物时体内血糖值会升高，为了降低血液中的糖分，身体会分泌一种叫做胰岛素的激素。而胰岛素会把血液中的糖分运送至脂肪细胞，导致人体脂肪增加。因此控制糖分的同时可以控制体内脂肪的增加。

而控制热量主要是通过减少食量、减少脂肪类食物等方式限定热量的摄入。但其实对于组成体内燃烧脂肪、提高新陈代谢率的激素来说，脂肪是其很重要的营养素。如果过于极端地限制脂肪的摄入，可能反而会导致身体代谢机能失衡。

选哪个？

洋葱还是青花鱼活血效果更好

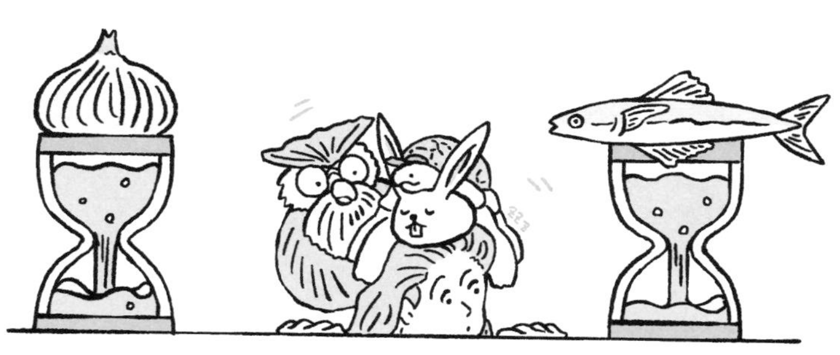

答案 青花鱼

提到清血功能，很多人第一反应会想起『洋葱』。可是如果拿洋葱和青花鱼做比较，『青花鱼』的清血效果则是绝对地胜出。以青花鱼为代表的青鱼，其脂肪富含不饱和脂肪酸。常见的不饱和脂肪酸的『DHA』和『EPA』。

这其中『EPA』的这种成分是关键。EPA可以降低血液中的『坏蛋』胆固醇的数值，也是预防心肌梗塞的药物原料。因此当然是青花鱼的清血效果更加好。

选哪个?

茶还是水更为健康

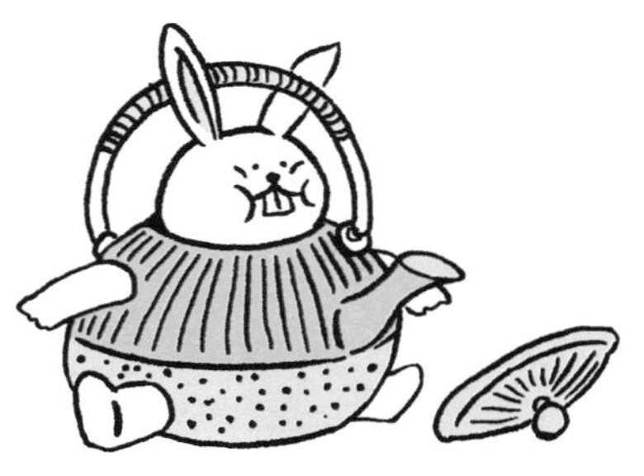

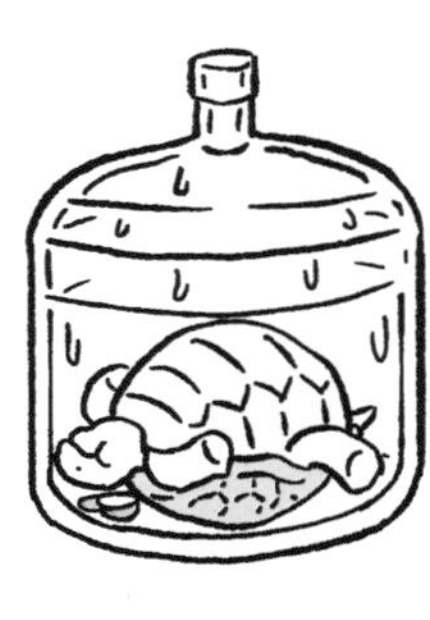

答案 水

水对人体来说是最重要的饮品。推荐每天最少要喝1.5升的水。

那么为什么水比茶对身体更有益呢?比如绿茶，它有较强的利尿作用，而且其碱性的特性也会伤胃，因此考虑到这些想要补充水分还是直接饮水比较好。乌龙茶和红茶也是这样。对我们的身体而言水分是必不可少的，请有意识地补充水分。

选哪个？

威士忌苏打水还是威士忌乌龙茶更不容易发胖

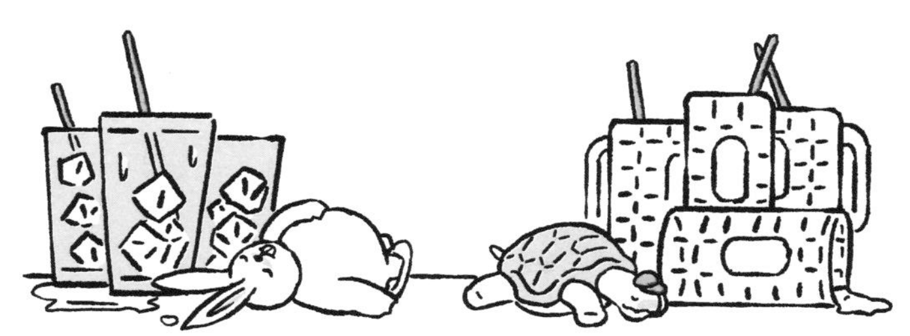

答案 威士忌乌龙茶

威士忌乌龙茶和威士忌苏打水都属于低热量、低糖分的饮料，但考虑到与其他食物的组合，选择『威士忌乌龙茶』会比较好。特别是吃烤肉等油脂比较多的食物时，威士忌乌龙茶有不俗的分解脂肪能力，更有助于瘦身。

\ 选哪个? /

意大利面还是米饭更容易发胖

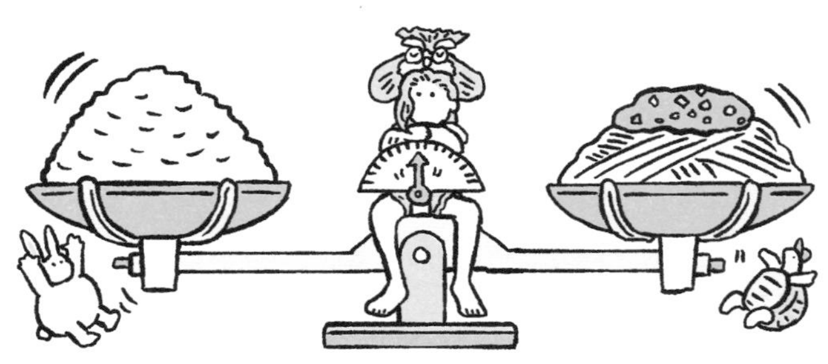

答案 意大利面

虽然米饭和意大利面都属于碳水化合物，但很多情况下意大利面会与热量高、油脂含量高的酱汁一起拌匀着来吃，是高碳水、高油脂的代表性食物。

相反，相比起意大利面，与简单的配菜一起吃的米饭更能控制油脂的进食量。

选哪个？

刺身还是盐烧更为健康

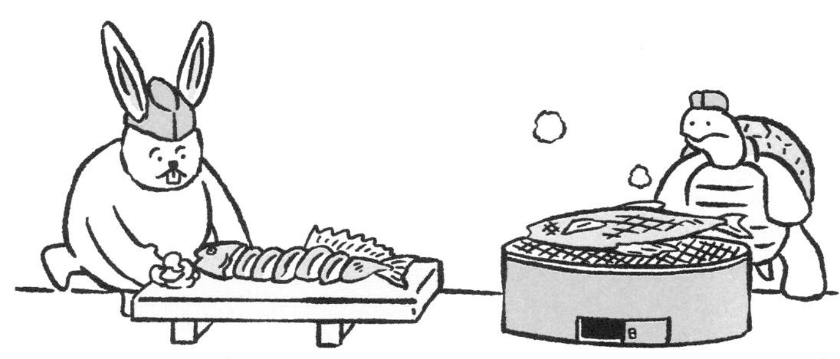

答案 盐烧

盐烧的鱼在烧烤过程中，多余的油脂会滴落出来，比起刺身的热量更低。而且很关键的一点是，盐烧鱼富含很多人体必要的营养素。盐烧鱼的鱼内脏或小的鱼骨等部位可以全部吃掉，营养不会被浪费。比起腌制好的鱼块，推荐用鲜鱼、一夜干鱼、鱼干等制作盐烧鱼。

选哪个？

可乐还是零度可乐更为健康

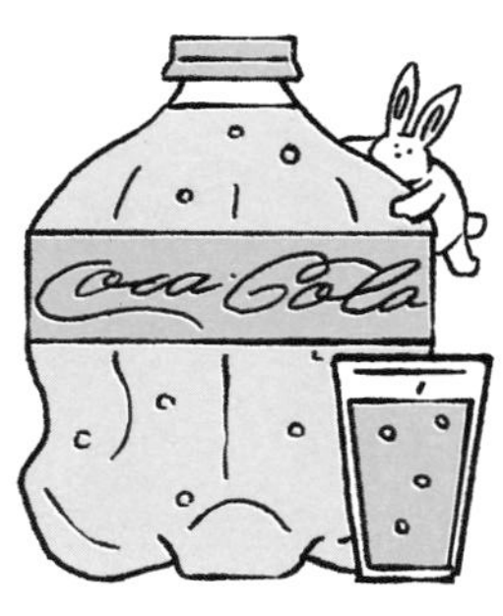

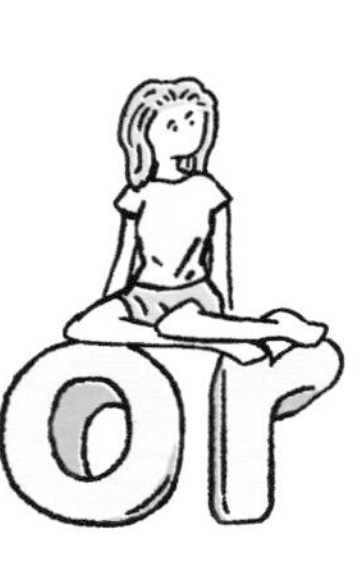

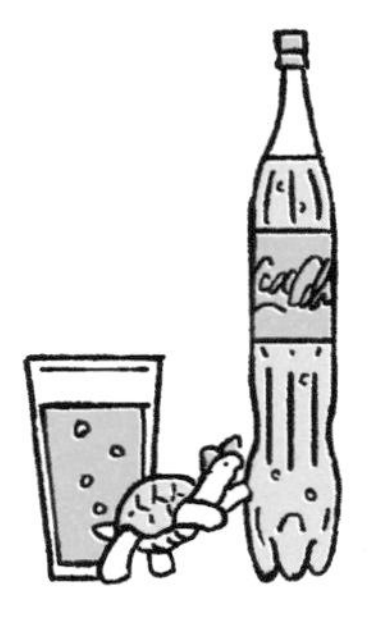

答案　可乐

大家知不知道『甜并不等于热量高』这件事情呢？能够感受到甜味的是舌头的味蕾，热量则是肠道吸收转化后的结果。

零度可乐里使用的『人工甜味剂』，是一种可以让舌头感受到甜味但难以被肠道吸收、或是即使被吸收了也不会转化为热量的物质。比起含有大量人工甜味剂的零度可乐，普通的可乐对身体造成的负担反而更小。

选哪个？

刚煮好的米饭还是冷却的米饭更有助于瘦身

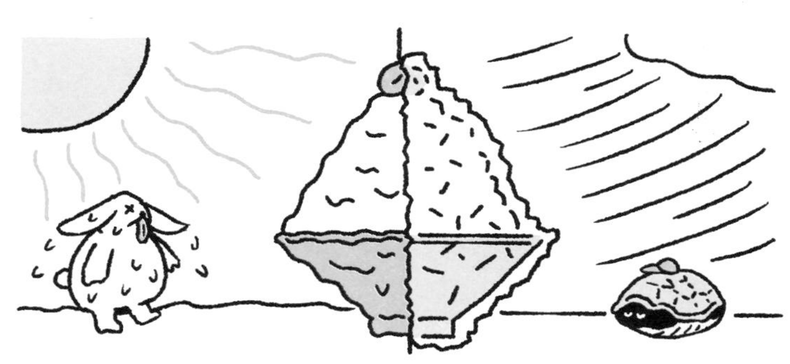

答案 冷却的米饭

冷却的米饭含有一种名为『抗性淀粉』的物质。大家可能对这个名词比较陌生，『抗性淀粉』其实属于淀粉的一种，和膳食纤维有一样的功能，在米饭从热变冷的过程中会逐渐增加。小肠无法消化或吸收这种物质从而需要运送到大肠，因此可以有效抑制血糖值上升、调整肠道环境。

热乎乎的米饭当然是更美味的，但是瘦身过程中还是推荐冷却的米饭搭着配菜、仔细咀嚼后再吞咽。

选哪个？

黄油还是人造黄油更为健康

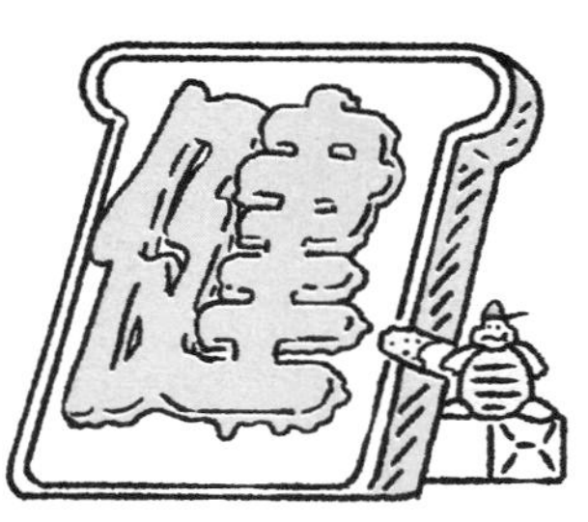

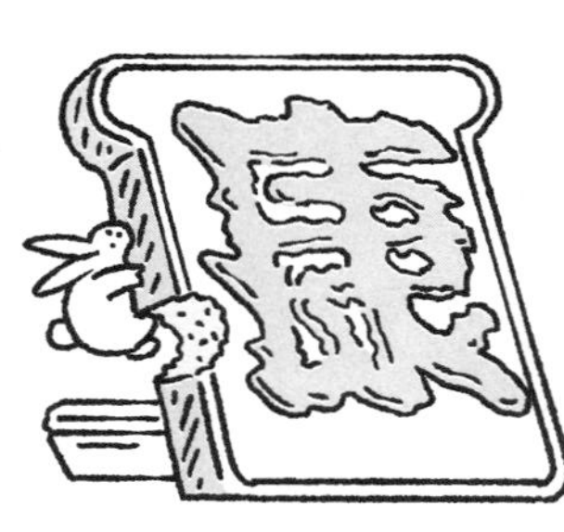

答案 黄油

人造黄油内含有很多反式脂肪酸。反式脂肪酸是一种可能会引起癌症、心脏疾病、哮喘、过敏性皮炎的物质，甚至在欧美国家其使用量是有限制规定的。

天然黄油内虽然也有反式脂肪酸，但是含量非常低，相比人造黄油来说比较健康。但是黄油属于动物性脂肪，可能会引起高胆固醇或动脉硬化，因此也不宜多吃。

选哪个？

豆奶还是牛奶更为健康

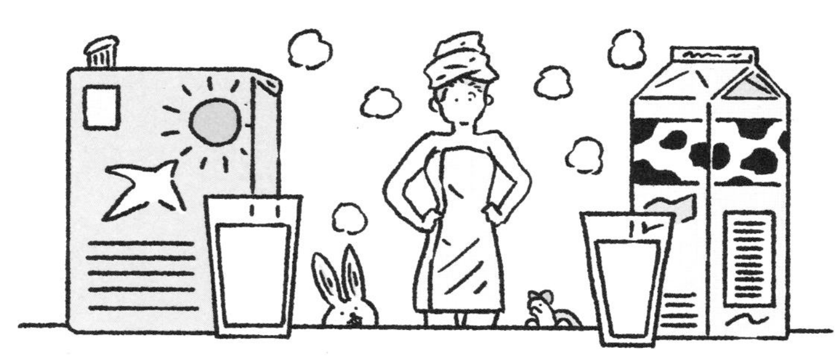

答案 豆奶

70%的日本人无法消化牛奶中的糖分『乳糖』。一喝牛奶就容易肚子不舒服正是这个原因。这种症状叫做『乳糖不耐受症』。消化乳糖需要一种名为『乳糖酶』的消化酶，许多成人体内的这种消化酶活性比较低，因此容易引起上述症状。

另一方面，豆奶含有的大豆磷脂有强大的乳化作用，可以分解附着在血管里的胆固醇，改善血液循环。

选哪个？

冰梅酒还是啤酒更有助于瘦身

答案　啤酒

啤酒里的嘌呤和糖分容易让人担心导致发胖，但实际上啤酒的热量和糖分都比梅酒要低。

制作梅酒需要加入大量的冰糖，因此梅酒的糖分含量非常高，大约是同等量的啤酒的6倍。牢记这个比例可以有助于选择利于瘦身的选项。话虽如此，啤酒的味道会让人无论如何都想要搭配一些高热量的小吃一起食用，要注意如果不加节制地持续边喝边吃，想必体重肯定是会增加的了。

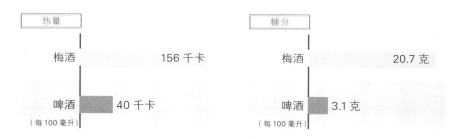

热量	
梅酒	156 千卡
啤酒	40 千卡

（每 100 毫升）

糖分	
梅酒	20.7 克
啤酒	3.1 克

（每 100 毫升）

选哪个？

烤肉还是火锅更有助于瘦身

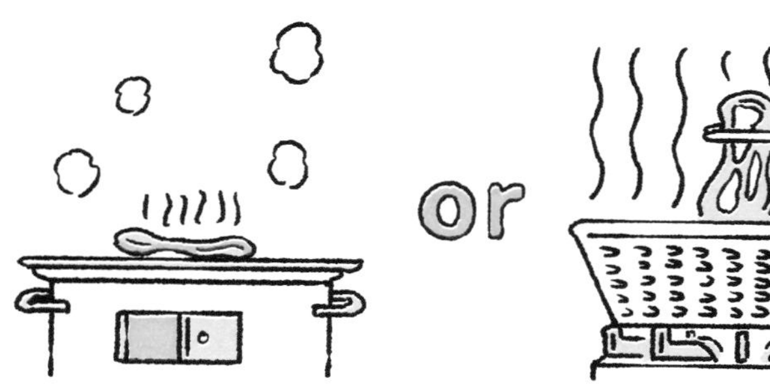

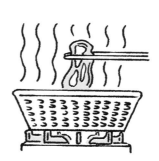

答案 **烤肉**

相比起水煮，烤肉更能够去除食物的脂肪。火锅大概能去除食物10%～20%的脂肪，而烤肉则可以去除约30%的脂肪。

烤肉点餐的时候，可以选择脂肪含量比较少的牛舌、里脊肉、横膈膜或者是其他健康的红肉。此外，甜甜的烤酱会使糖分摄取量突增，可以选择盐、柚子醋、柠檬作为配料搭配着吃。

选哪个？

炸鱼肉（白肉）还是牛排（红肉）更有助于瘦身

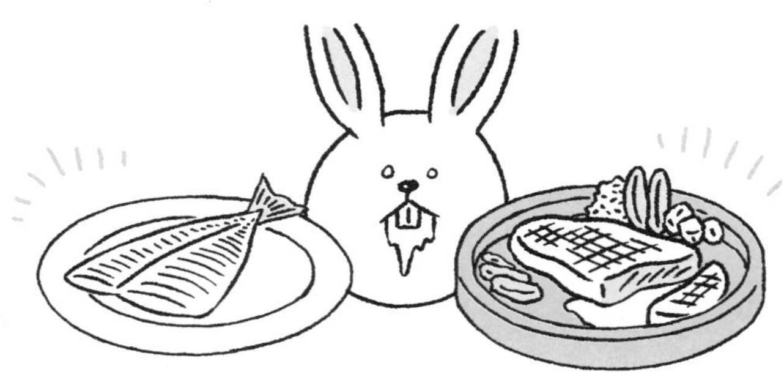

答案 牛排（红肉）

蛋白质，是瘦身过程中特别需要的物质。蛋白质是组成肌肉时不可缺少的物质，无论是白身鱼肉还是红肉都属于高蛋白质、低糖分的食材，但是不同的烹饪方法可能会出现选择的陷阱。比起裹上高糖分的面包糠再用油炸的烹饪方式，简单地烤制才是正确的选择。在这里顺便说一下，食用油的糖分含量基本为零。注意饮食均衡，日常多吃蔬菜。

选哪个？

糙米还是杂粮米更为健康

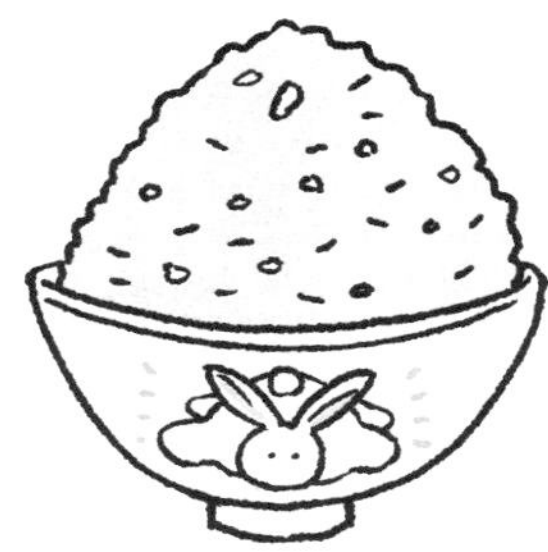

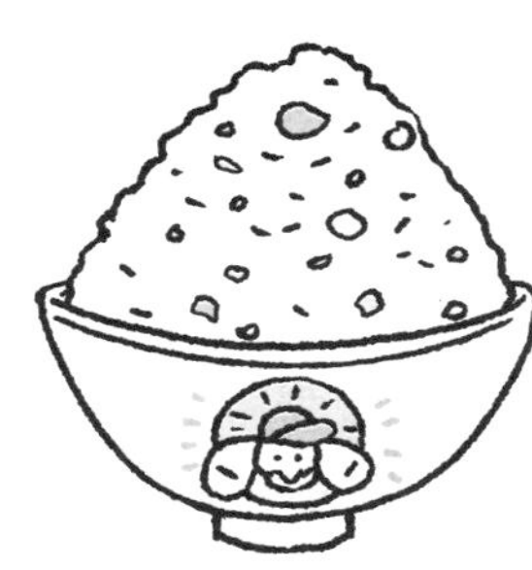

答案 **糙米**

如果想要瘦身、改善肠道环境、美容肌肤，两者之间更推荐糙米。糙米含有丰富的维生素、钾元素、膳食纤维。但是糙米比较难消化，因此肠道比较脆弱的时候应该避免食用。仔细咀嚼再咽下，有饱腹感的同时还能缓解便秘、排毒养颜。当然，杂粮米也有很高的营养价值，对美容、健康都有帮助，建议食用。

选哪个？

饭团还是熟食面包
瘦身时更应该选择

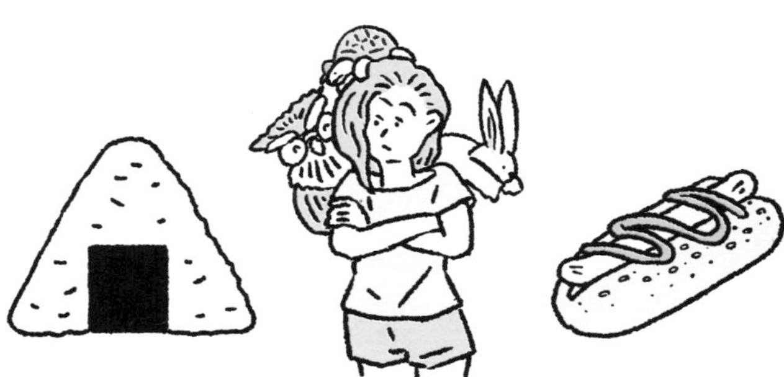

答案 饭团

米饭和面包都是碳水化合物的代表食物，有时会很迷惑不知道应该选哪款。如果要对比饭团和熟食面包，考虑碳水化合物量的同时，油脂量也值得注意。三明治会涂上厚厚的人造黄油或是蛋黄酱，有的熟食面包会夹着炒面、炸可乐饼或是香肠，这些面包的油脂和糖分含量都很高。

因此推荐饱腹感比较持久、油脂含量较少的饭团作为主食。里面的酸梅、昆布、三文鱼等馅料也是属于油脂含量较低的食物。

选哪个？

白酒还是红酒 瘦身时更应该选择

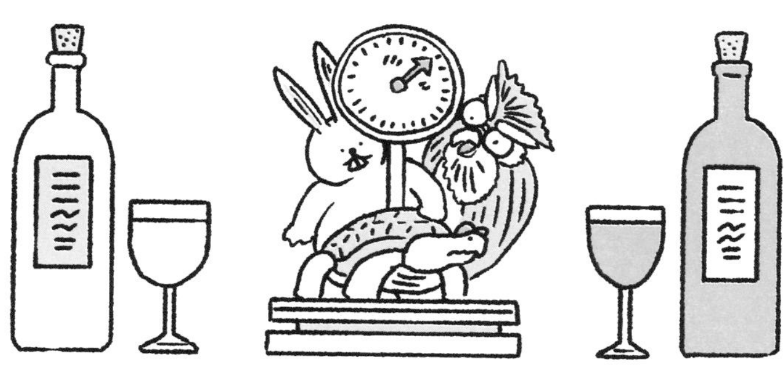

答案 红酒

红酒与白酒的热量几乎一样。但是如果想要糖分含量更低的一方，可以选择红酒。要注意根据品牌的不同，白酒有很多会做成偏甜的口味。不同的红酒种类其甜度也会不一样，瘦身期间应该尽量选择偏苦的品种。

红酒还含有对美容很有帮助的多元酚，因此若要喝酒更推荐喝红酒。

选哪个？

河蚬还是蛤仔瘦身效果更好

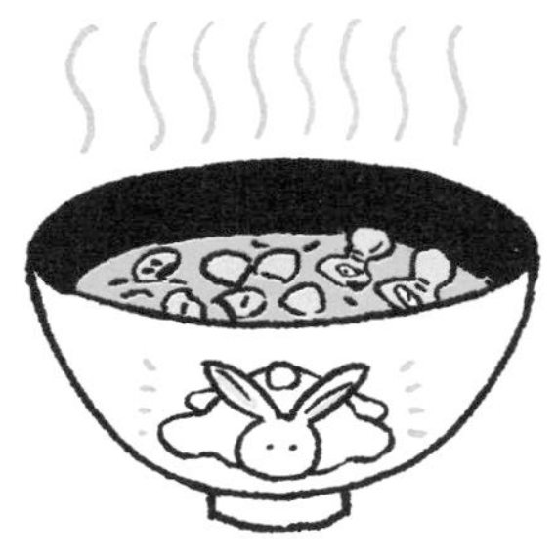

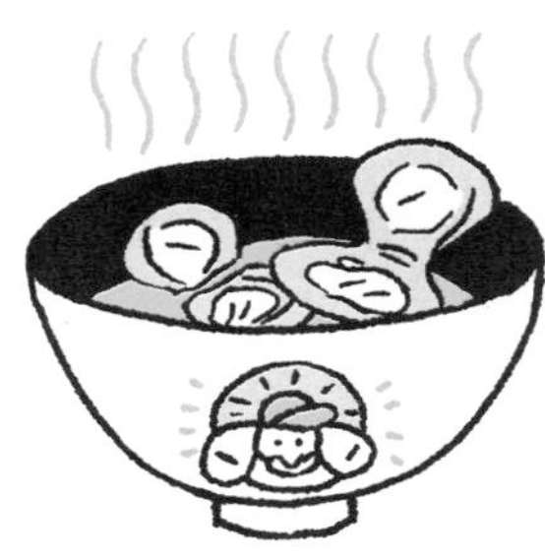

答案　河蚬

河蚬含有丰富的鸟氨酸，同时还含有适量人体无法生成的氨基酸，因此是对瘦身很有帮助的食物。氨基酸是有效瘦身时必须的一种营养素。蛤仔虽然也含有鸟氨酸，但河蚬的含量比蛤仔高很多。煮味增汤的时候，可以注意放一些河蚬进去一起烹饪。

\ 选哪个？ /

蜂蜜还是枫糖浆 瘦身时更应该选择

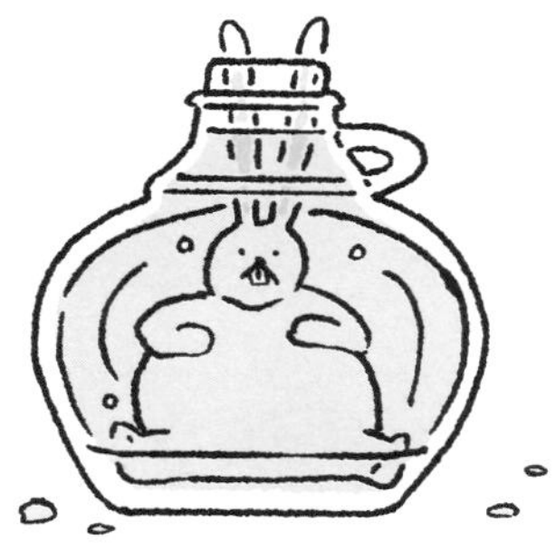

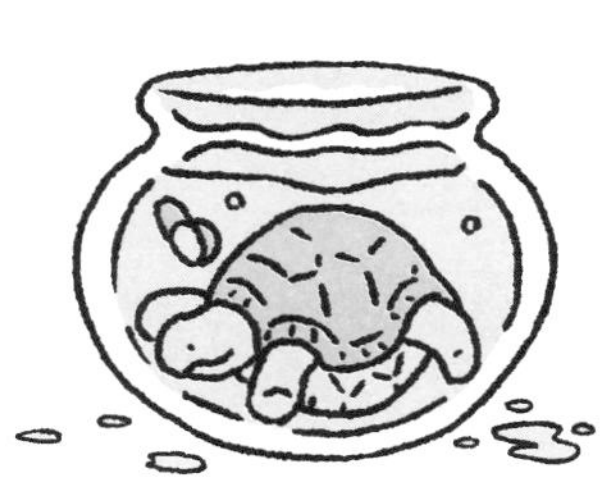

答案 枫糖浆

和蜂蜜相比，枫糖浆的热量和含糖量都比较低，因此瘦身期间的甜味剂更加推荐枫糖浆。而且枫糖浆还含有丰富的维生素和矿物质。与蜂蜜相比，枫糖浆含有的钾元素约为其12倍、镁元素约为其18倍、钙元素约为其75倍。从营养均衡和营养价值的方面来看也是枫糖浆胜出。

此外，枫糖浆属于能让血糖值缓慢上升的糖类。疲劳、空腹的时候，选择枫糖浆会比砂糖、蜂蜜更好。

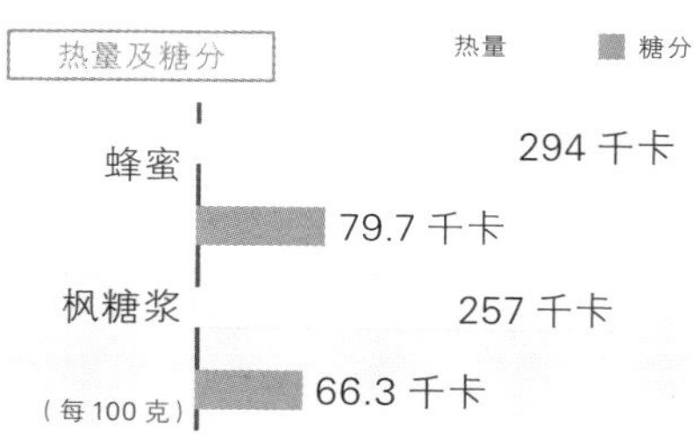

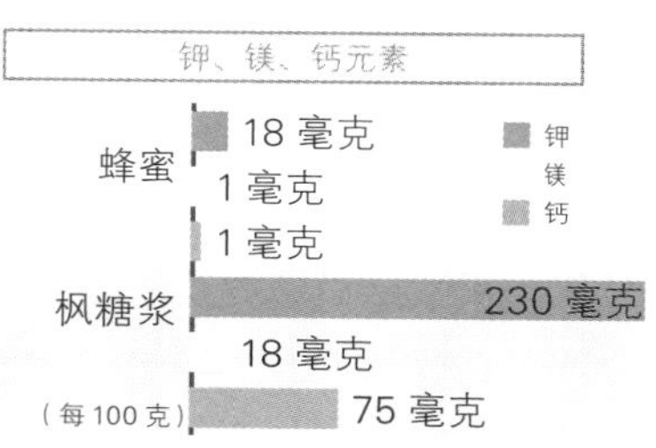

\ 选哪个？ /

8 ～ 10 小时还是 5 ～ 7 小时更有助于瘦身的睡眠时长

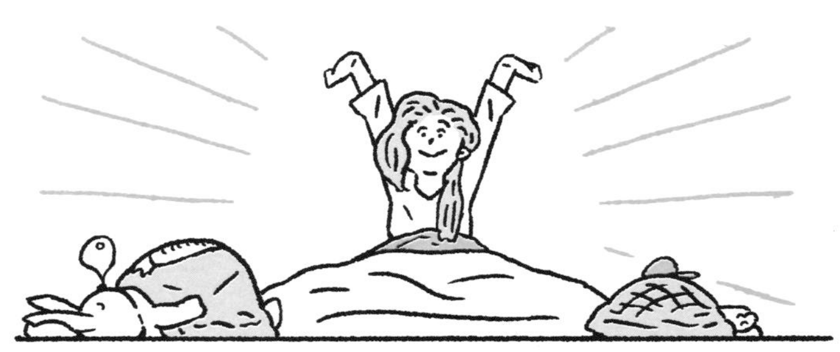

答案 8 ～ 10小时

足够的睡眠时间才能促进成长激素的合成和提高新陈代谢率。不同的生活习惯所需要的睡眠时长多少有些差异，重点是至少要确保身体不会感觉睡眠不足。话虽如此，也要注意如果睡眠时间过长可能会导致腰痛。

\ 选哪个？ /

早上还是夜晚 瘦身运动应该选在哪个时间

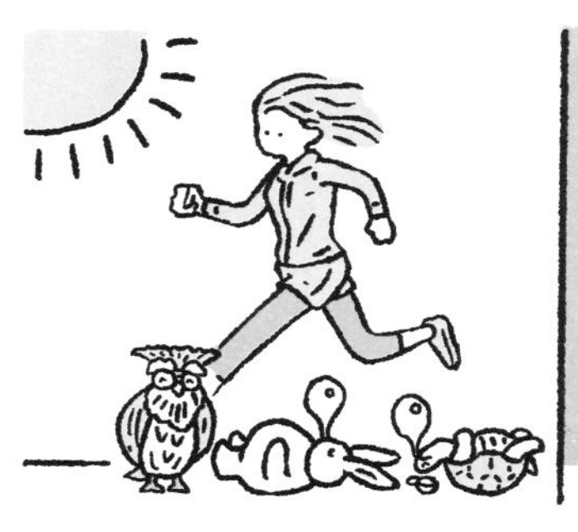

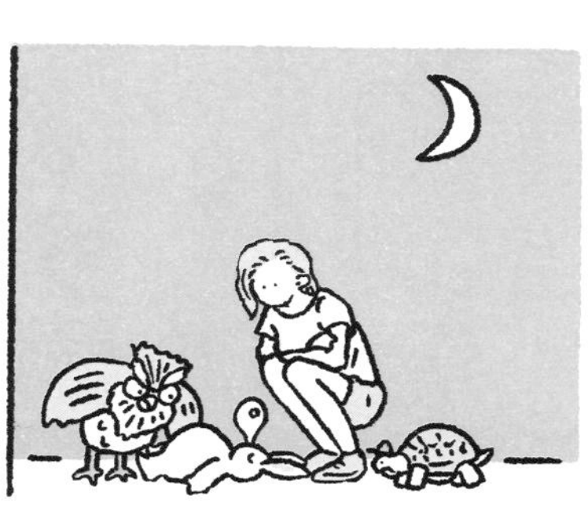

答案 早上

早上交感神经会变得活跃，代谢率会提高，更有助于瘦身。简单来说，早上身体各项机能刚刚开始启动，热量更容易被消耗、脂肪也更容易被燃烧。而且如果在早上运动，血液中的糖分会比脂肪先一步开始燃烧。

另外，早上空腹的时候就开始运动容易损害肌肉，应该注意在运动前尽量摄取一些营养，特别是富含氨基酸的食品。

\ 选哪个？ /

早上入浴还是晚上入浴更为健康

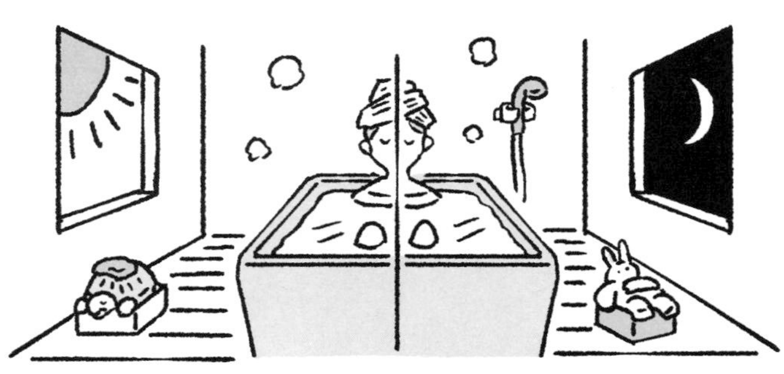

答案 晚上入浴

并不是说早上入浴会对身体不好，只是希望大家知道晚上入浴会对身体有更多好处。入夜后，人体体温和代谢活动会自然地下降，从而引导人体在之后的时间进入睡眠状态。在晚上入浴可以改善血液循环，扩张的血管里的热量更容易散发至体外，因此更能提高睡眠的质量。另外，晚上入浴可以使副交感神经活跃起来，人体进入放松的状态。对积累了一天疲惫的身体来说再合适不过了。早上入浴有可能会使睡眠时滞缓的血液循环突然加速，导致血压上升。需要注意血压情况的人要留意。

\ 选哪个？ /

硬水还是软水更为健康

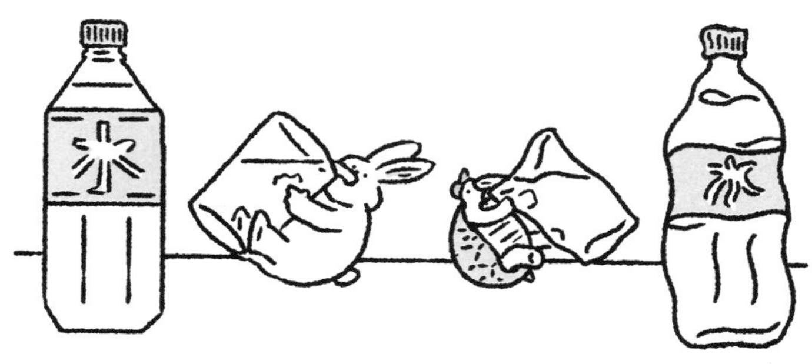

答案 软水

日本的水基本为软水，因此软水是最适合日本人的。我们放进嘴里的食物最好是与当地风土、生活习惯相适应的。对于日本人来说，软水的味道也最容易被接受，最热销的饮用水也是软水，我们要时常记得要补充足够的水分。

\ 选哪个？ /

每天还是每周三次肌肉锻炼更有效

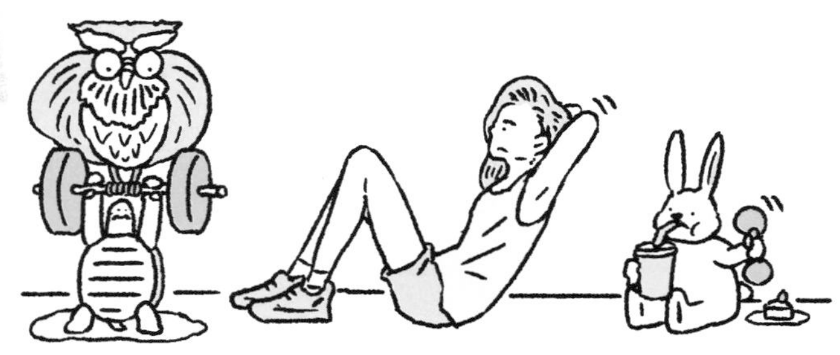

答案 每周三次

坚持运动的毅力固然重要，但是肌肉也是需要休息的。相比每天都运动，间隔几天休息再继续运动对身体造成的负担会更小。特别是瘦身期间的营养很容易失衡。给肌肉充足的休息时间再继续进行锻炼会更好。每周三次锻炼是比较合理的安排。

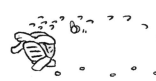

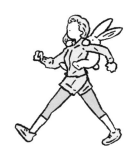

选哪个？

跑步还是快走瘦身效果更好

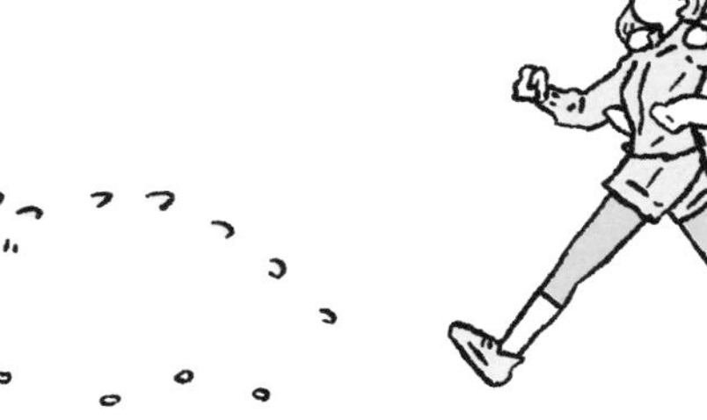

答案 **跑步**

两者都属于有氧运动，但如果要说哪样运动更有助于瘦身，那无疑就是跑步了。特别是低速慢跑是最适合瘦身的。可以保持大概每公里7分钟的速度来跑。

从开始运动到身体开始燃烧脂肪大概需要20分钟的时间，因此注意跑步时间应该要持续20分钟以上。在日常生活中可以适当地进行跑步这种有氧运动。

选哪个？

按摩还是拉伸瘦身效果更好

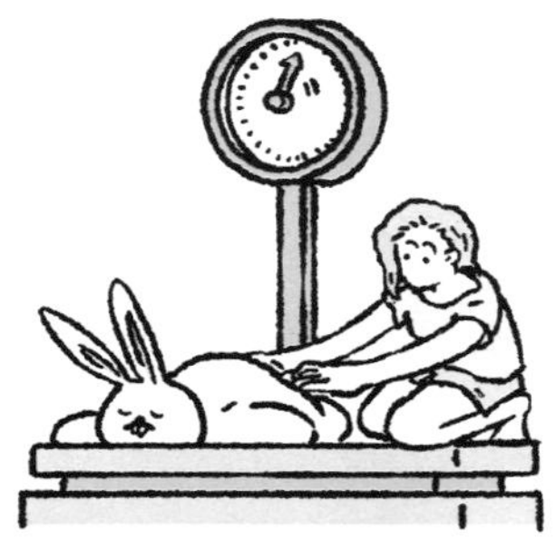

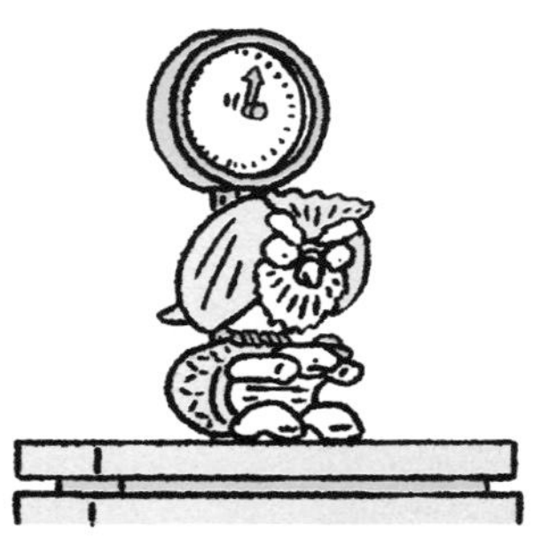

答案 拉伸

大家是否有在运动之前和之后拉伸的习惯？让我们在运动前后充分拉伸，促进血液和淋巴的流动。人体感觉到温暖后新陈代谢率就会升高，更有助于脂肪燃烧。尤其是人体当中肌肉量最多的腿部，充分的拉伸可以有助于打造更匀称的体形。

选哪个？

半身浴还是桑拿瘦身效果更好

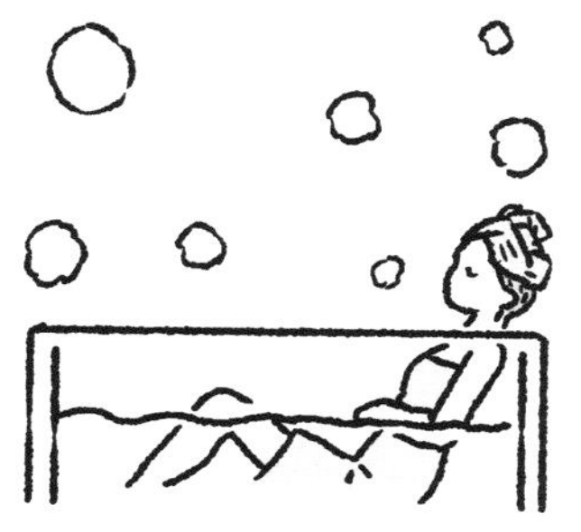

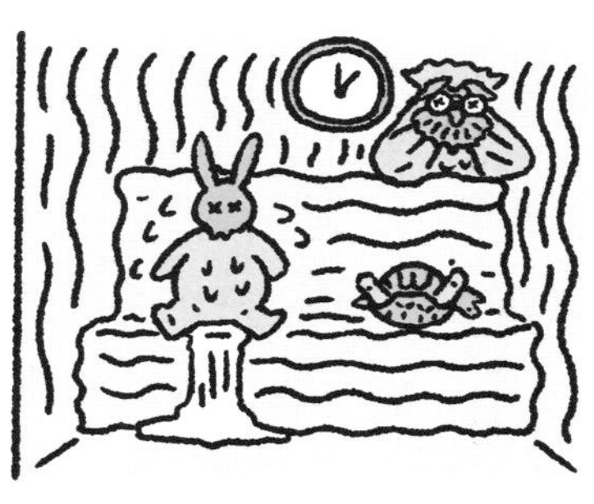

答案 半身浴

关于桑拿和半身浴哪一样更有助于瘦身，我们可以关注代谢率是否有升高。如果长时间待在桑拿房，会令身体感到疲惫，从而降低新陈代谢率。从这一点来看，可以提高新陈代谢率的半身浴就更适合瘦身了。养成半身浴的习惯，逐渐提高身体的代谢率。

选哪个？

肌肉锻炼还是有氧运动瘦身效果更好

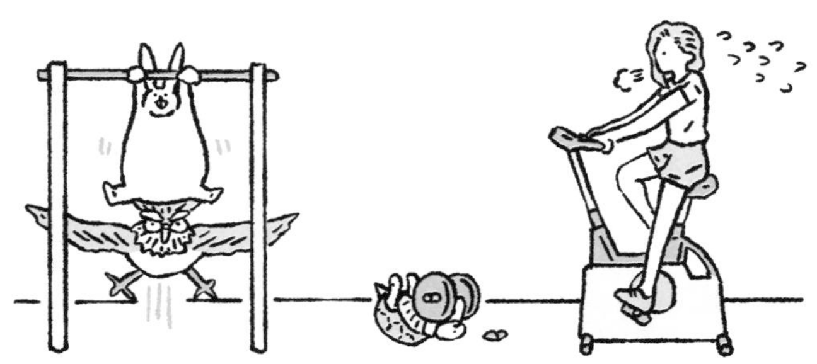

答案

肌肉锻炼

虽然两者消耗的热量差不多，但是肌肉锻炼属于无氧运动，可以直接消耗储存在肌肉和肝脏中的糖原。而修复被破坏的肌肉组织需要代谢体内的能量，这种修复会持续好几天，同时还伴随着大量的热量消耗。每周进行几次肌肉锻炼，长期坚持下来就能养成易瘦体质，对瘦身很有效果。若在这个基础上加上有氧运动，效果就更加明显了。

选哪个？

跳绳还是快走瘦身效果更好

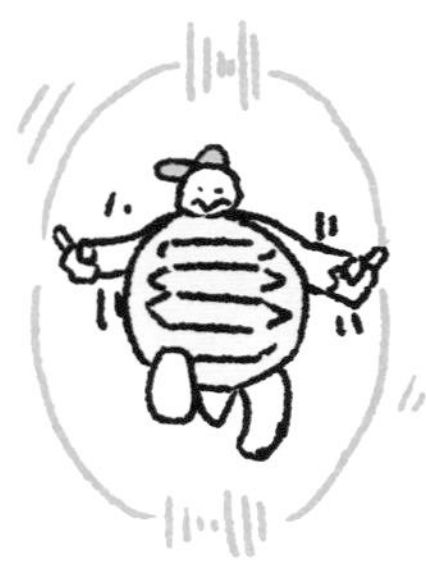

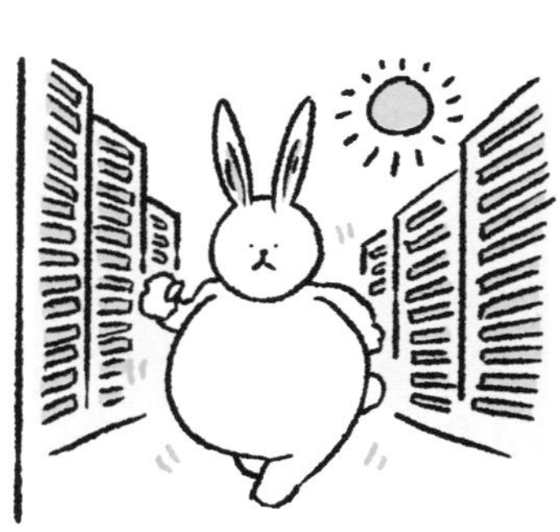

答案 跳绳

快走和跳绳是比较容易坚持下来的运动。作为长期坚持的项目，跳绳的瘦身效果会比较好。跳绳所消耗的热量竟然和游泳是差不多的。跳绳运动能持续运用到全身的肌肉，可以提高身体基础代谢率、加速能量的消耗。

此外，跳绳运动所消耗的热量大约是同等时间的快走的3～4倍。现在还有一些可以计算热量和计数的跳绳在贩售。尝试享受这个运动过程并养成运动习惯吧。

\ 选哪个？ /

早上还是夜晚
跑步应该选择哪个时间

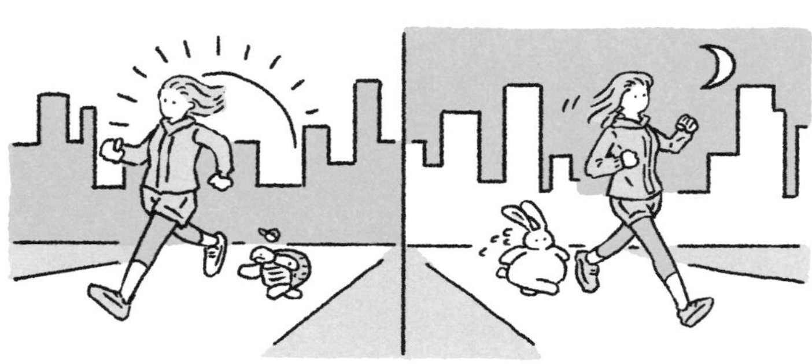

答案 早上

如果是刚开始运动，早上跑步会比较合适。但其实早上和夜晚跑步各有优势，选哪个时间都是没有问题的。

首先，早上跑步更有助于形成容易燃烧脂肪的体质。当日一整天都处于脂肪燃烧的状态则更有助于瘦身。

另一方面，夜晚跑步有助于提高肌肉的力量。肌肉力量提高就能坚持跑更长的时间。

无论昼夜，最重要的还是要养成跑步的习惯。如果是以瘦身为目的，可以先从早上跑步开始尝试。

选哪个？

不吃早餐还是认真吃早餐瘦身效果更好

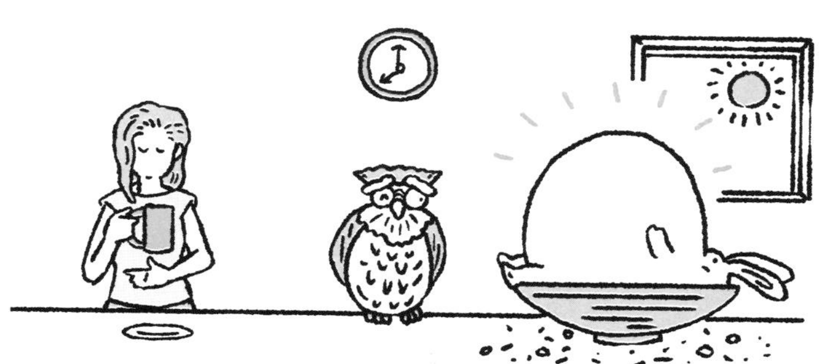

答案 认真吃早餐

最理想的情况是早餐吃饱，午餐的量可以稍微减少一些。很多现代人每天的饮食都是过量的。其实在室町时代，由于忙于干农活，日本人只吃早晚两顿饭。但是很多人身体都支撑不住，才慢慢演变成每日三餐的饮食习惯。

如果不吃早餐，待午餐、晚餐进食时血糖值会升高容易导致发胖。诱发糖尿病的风险也会升高。此外，认真吃早餐还有助于调整生物钟让其正常运行。

选哪个?

夏季还是冬季
更容易瘦的季节

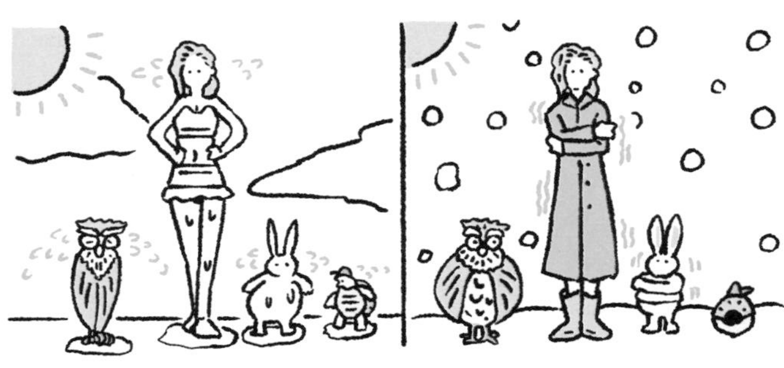

答案 冬季

没有食欲、经常流汗的夏季时常被认为更适合瘦身，但其实更容易瘦下来的季节是冬季。气温下降，为了保护内脏，身体的代谢率会升高。为了维持体温，身体会燃烧脂肪，比夏季消耗更多的能量。

但是冬季由于很冷，外出的机会也会减少，活动所消耗的热量也随之下降。尽管如此，在身体机制下，为了取回被消耗的脂肪，身体会发出信号使得食欲比夏季高涨很多。因此冬季可以说是容易瘦身的季节，也可以说是容易发胖的季节。有意识地做一些运动，好好地利用冬季的瘦身机会吧。

选哪个？

瘦身美容院还是健身房瘦身效果更好

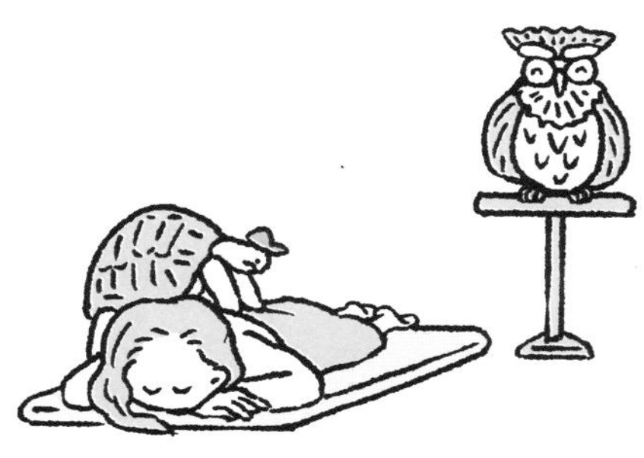

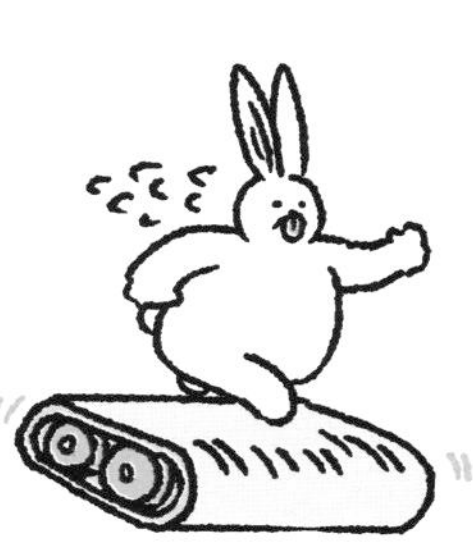

答案 健身房

以去除橘皮组织和瘦身为目的的美容院，可以让人看到立竿见影的效果。当然不同人最后的瘦身成果也不一样。切实地由内而外的瘦身就需要运动来提高新陈代谢率、消耗热量。这是可以瘦身的最快捷径，也是打造不容易反弹体质的方法。

选哪个？

瑜伽还是普拉提瘦身效果更好

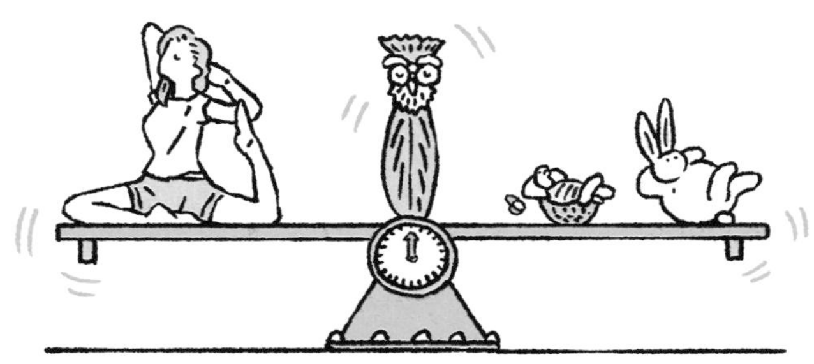

答案 普拉提

从体能训练的观点出发，普拉提的减重效果会更好一些。瑜伽主要是拉伸动作和腹式呼吸。而普拉提则可以锻炼到深层次的肌肉。因为是一直会做动作的运动方式，普拉提中我们会变成胸式呼吸。瑜伽是中途会静止的拉伸，而普拉提有较多动作，因此运动垫子的厚度也不一样。有兴趣的大家可以都去尝试一下，然后选择适合自己的运动方式吧。

专栏 采用“戒糖”的瘦身方式一起来养成瘦身的习惯吧

糖分，会减少碳水化合物中的膳食纤维。通过减少糖分的摄取量，在不会储存更多脂肪的同时使得体内的脂肪可以更高效地燃烧，“戒糖”是现在很流行的瘦身方法。由于比较容易出效果，本书也推荐这种瘦身方法。即使不是严格遵循，有这个意识也总会看到效果吧。
那么让我们来看一下，哪些食物含糖量比较多，而哪些食物适合戒糖呢？

适合的食物

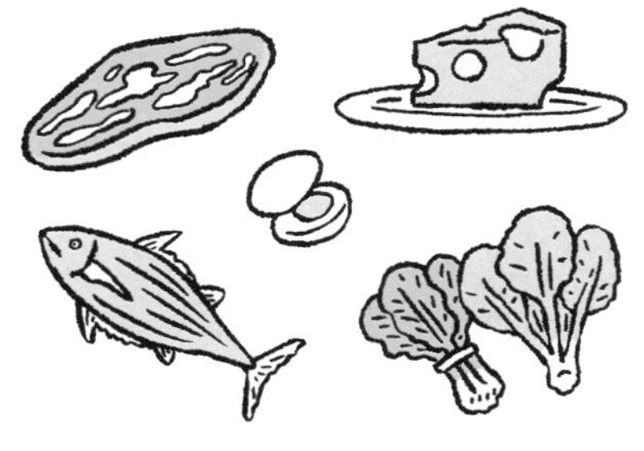

- 肉类（牛肉、猪肉、鸡肉、羊肉、肉类制品等）
- 鱼类和贝类、海藻
- 鸡蛋、魔芋、魔芋丝
- 大豆、大豆制品（豆腐、油豆腐块、油炸豆腐、无添加豆奶、纳豆）
- 乳制品（酸奶、芝士、黄油、生奶油）
- 蔬菜、菌类（叶类蔬菜、豆芽、秋葵、黄瓜、大葱、蒜头、竹笋、青椒、白萝卜、白菜、青芦笋、牛油果、蘑菇类等）
- 嗜好性饮料（烧酒、伏特加、威士忌、琴酒、白兰地、朗姆酒、咖啡、红茶）
- 调味品（盐、酱油、食用油类、蛋黄酱、香料类、醋）

不适合的食物

- 谷物类（白米饭、意大利面、谷类制品、荞麦面、乌冬面、米粉）
- 小麦粉、小麦粉制品
- 蔬菜（薯类、莲藕等根茎类、玉米、南瓜）水果干
- 嗜好性饮料（清酒、啤酒、绍兴酒、梅酒）
- 零食类
- 调味品［白砂糖、番茄酱、伍斯特郡酱、中浓酱、蘸汁（在高汤中加入酱油、甜料酒、酒等制作）、酒、日式甜料酒、甜辣酱、田乐味噌、烤肉酱汁、咖喱、烩面等］

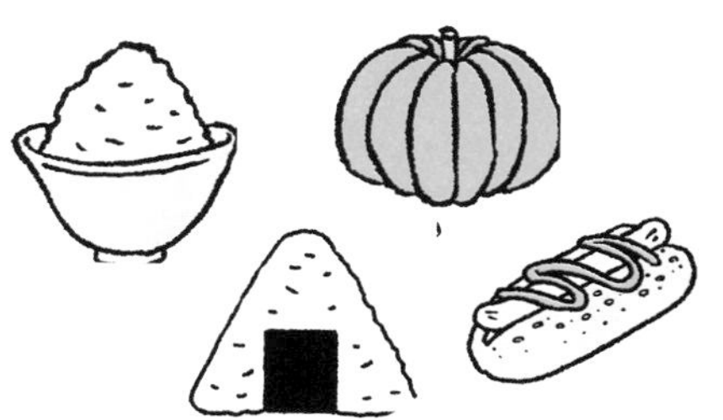

可适量食用的食物

牛奶、明太子、圆白菜、番茄、洋葱、胡萝卜、茄子、辣白菜、水果类、红酒、味噌

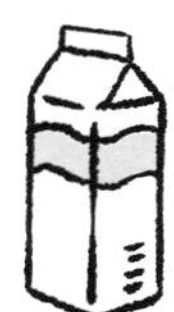

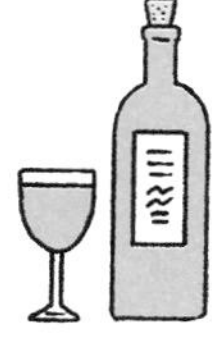

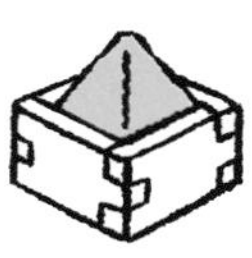

第三部分

每次只需一分钟，
自助小脸矫形和
自助耳朵穴位按摩

这是在诊所里非常有人气的小脸矫正术。对于有瘦身需求的人来说，不仅是身体的情况，脸部的状态也很让人在意。而每一天遇到的脸部问题可能都不一样。

在此，面对被反映最多的眼部浮肿、双下巴等脸部线条问题，我们将传授给大家自己就能操作的手法。同样的，大家知道耳朵穴位按摩也是可以自己完成的吗？耳朵附近有很多应对身体急救信号的穴位。我们可以在每天任何在意的时候，根据自身情况的不同，轻松简单地操作实行。

急救信号

眼部浮肿的时候

『可以让你变得目光炯炯的眼睑按摩』

手法

1

按照眉头正下方→瞳孔正上方→眉尾正下方的顺序轮流按压。

2

重复上述动作 3 次。

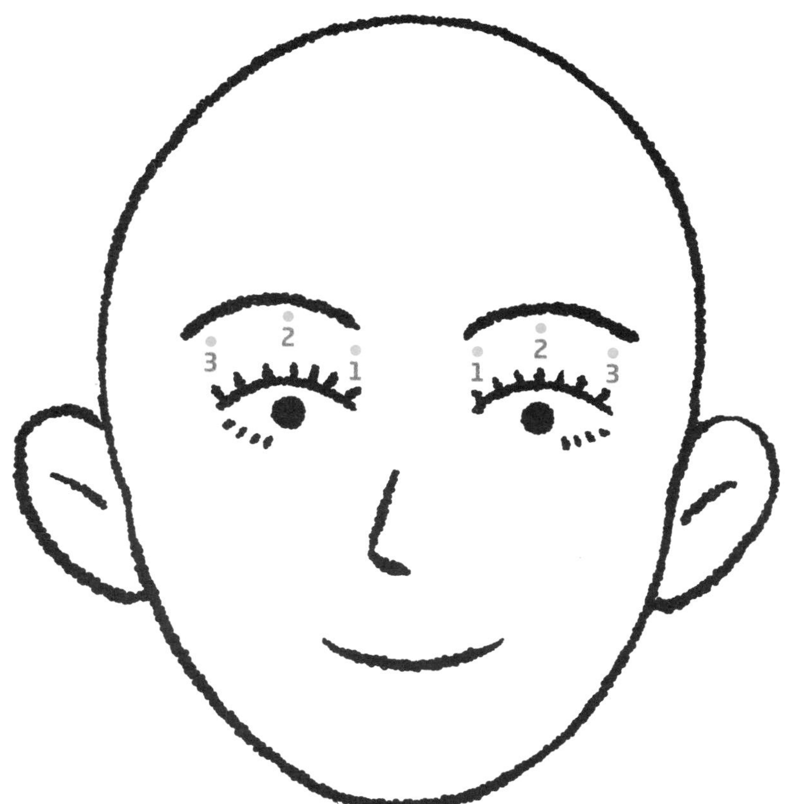
3
2
1
1
2
3

急救信号

脸部浮肿的时候

『饮酒过度的第二天早晨，彻底解决浮肿的脸』

手法

1

用手掌沿着下颚线由下至上地边提拉边按压。

2

重复上述动作 5 次。

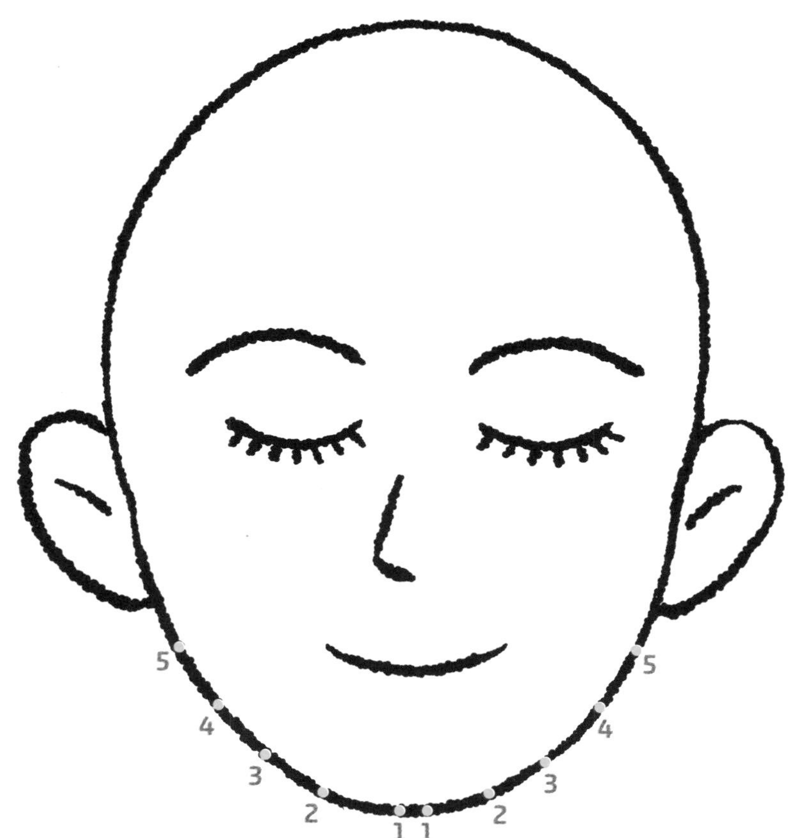
5
4
3
2
1
1
2
3
4
5

在意双下巴的时候

「拥有紧致的下巴，目标是成熟系美人」

手法

1

用拇指按压
下巴下端。

2

再用拇指按压
嘴唇下方。

3

沿着下颚线从下巴至
耳朵下方分 3 段按压。

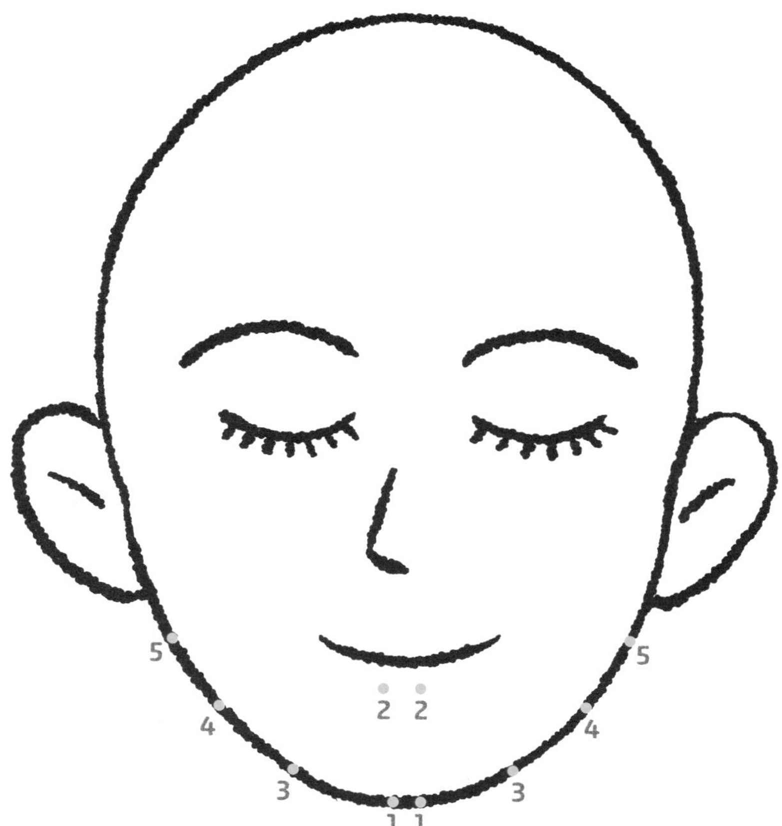
5
5
2 2
4
4
3
3
1 1

觉得法令纹很显眼的时候

『提升法令纹后看上去年轻了5岁』

手法

1

按照嘴唇下方→嘴角两侧、
人中→鼻翼两侧→颧骨
→太阳穴的顺序用拇指按压。

2

重复上述动作 3 次。

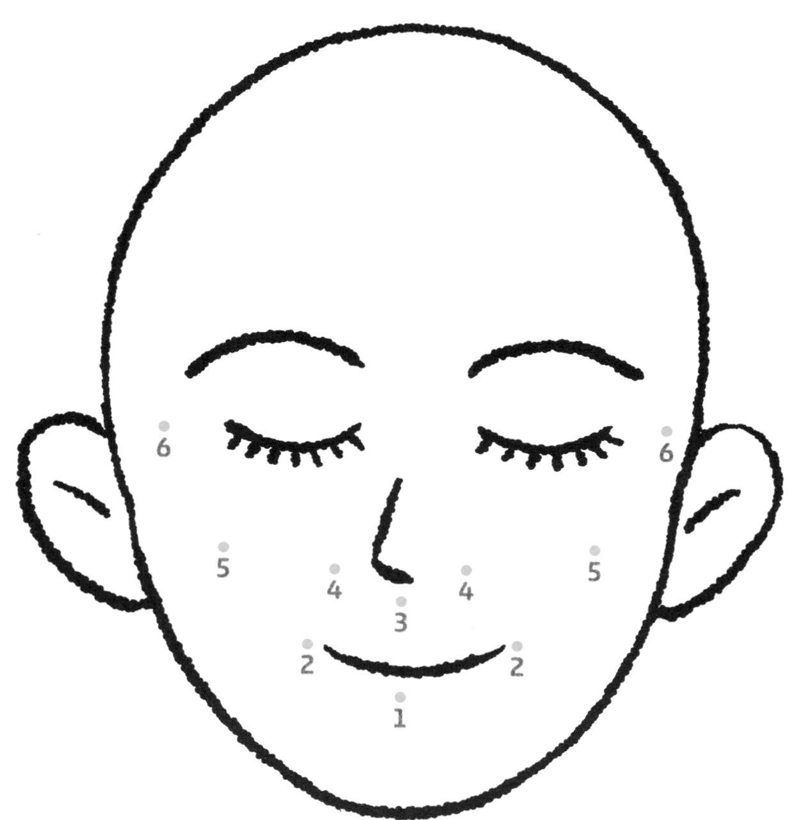
6
6
5
5
4
4
3
2
2
1

急救信号

黑眼圈严重的时候

『通过促进血液循环来击退黑眼圈』

手法

1

按照眼角下方→瞳孔正下方
→眼尾下方→太阳穴的顺序按压。

2

重复上述动作 3 次。

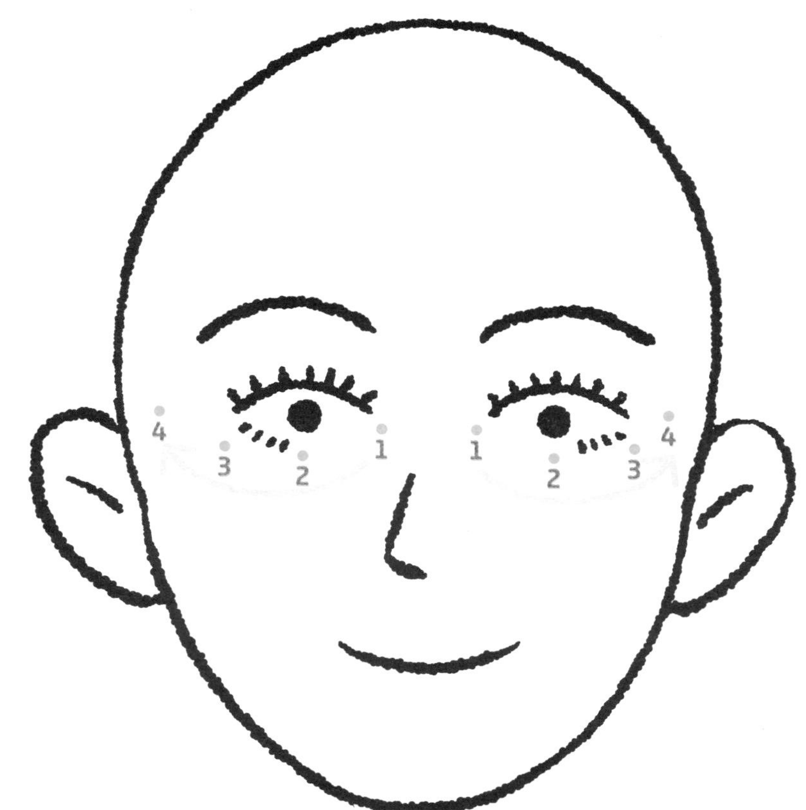
4
3
2
1
1
2
3
4

急救信号

嘴角向下的时候

『一下子就能成为嘴角向上的美人脸』

手法

1

抓住耳朵中央，
打着转向外拉伸 10 次。

2

按压嘴唇下方→
颧骨下方的位置 3 次。

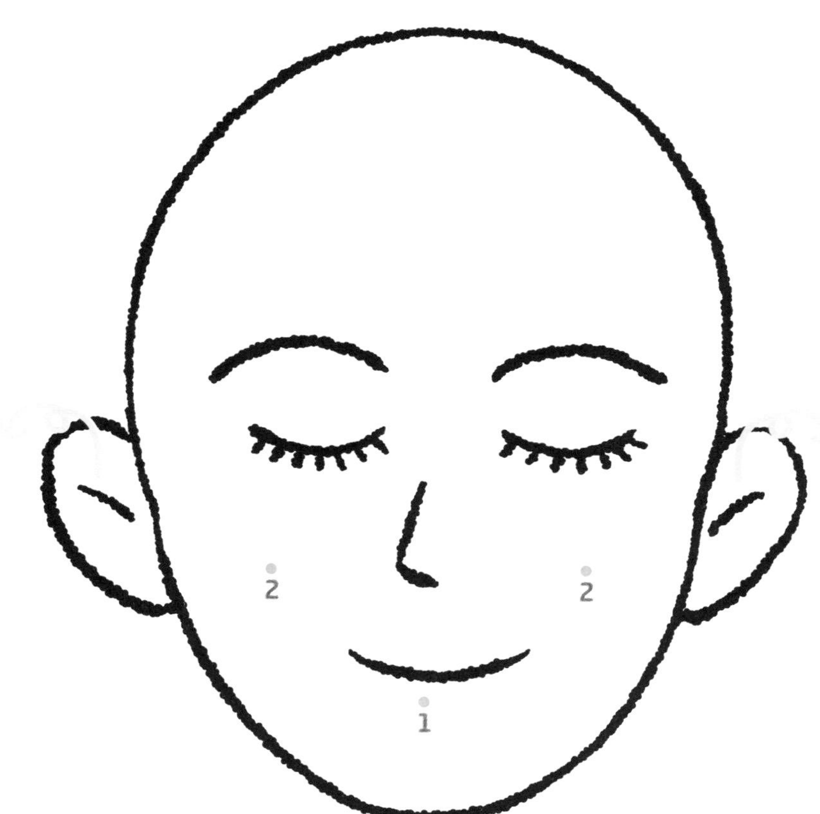
2
2
1

急救信号

头部僵硬表情凝重的时候

『利用自助头部按摩，减轻头痛和表情僵硬的症状』

手法

1

按照眼尾外侧的凹陷部位→头顶→耳朵上面一点的地方的顺序用力按压。

2

头部后面与脖子链接的地方有两条比较粗的肌肉，按压肌肉的外侧 3 次，每次持续 5 秒。

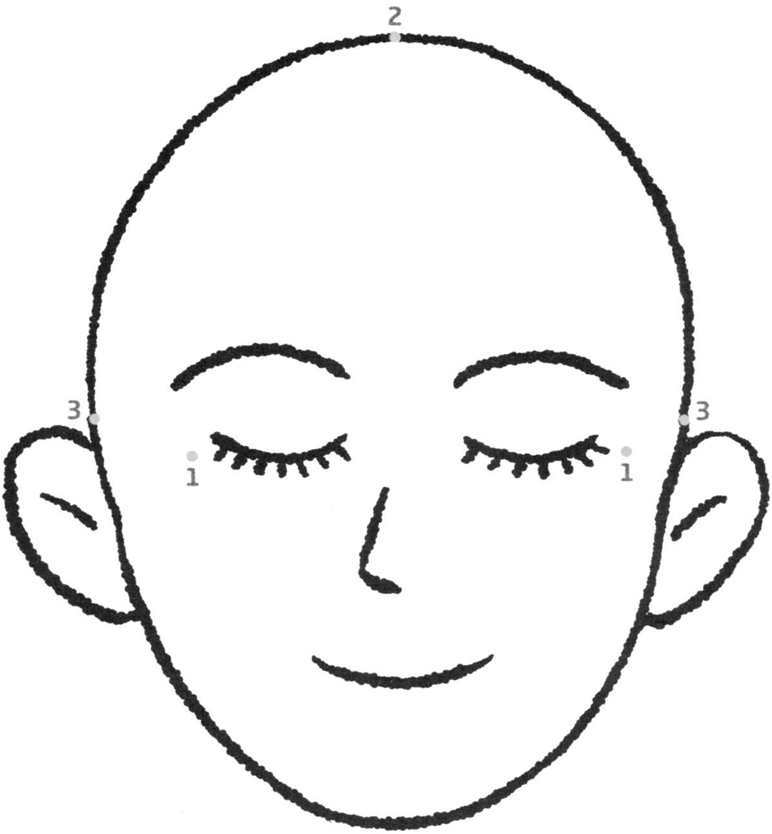

2

3 3

1 1

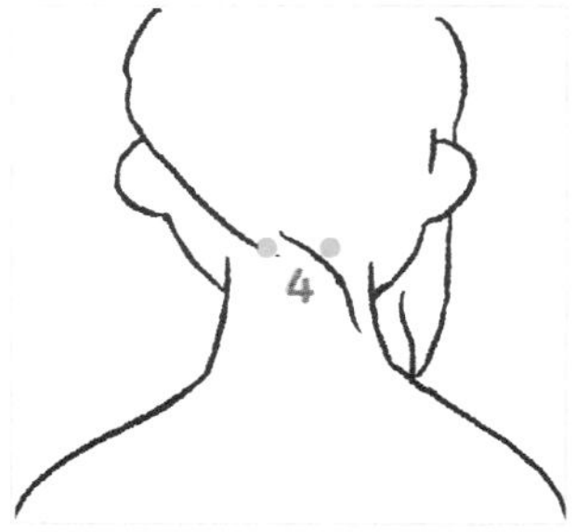

一起开始自助耳朵穴位按摩吧

无论何时何地，任何在意的时候都可以操作

什么是耳朵穴位疗法？

刺激耳朵上的穴位，是应对身体各种烦恼的一种健康对策。很久以前的中医学就将它作为一种治疗方式。通过刺激穴位，缓和身体的不适状况。

有什么样的穴位呢？

若加上某些很小的部位，我们全身上下的穴位超过了300个，其功能也各不相同：有瘦身、促进健康、改善心理状况等。耳朵上也涵盖了很多穴位，刺激它们的话会有很多不同的效果。

耳朵穴位瘦身法期间理想的餐饮习惯是？

控制糖分和油脂的摄入会更容易有成效。取而代之是多吃膳食纤维和蛋白质，补充营养的同时也能为身体增加能量。

在什么情况下刺激穴位最好呢？

在进食前15分钟是最合适的。每个部位刺激2～3分钟比较好。想要单独刺激某个穴位的时候，可以用指尖来操作。但是要注意不要刮伤自己。

要如何刺激穴位最好呢？

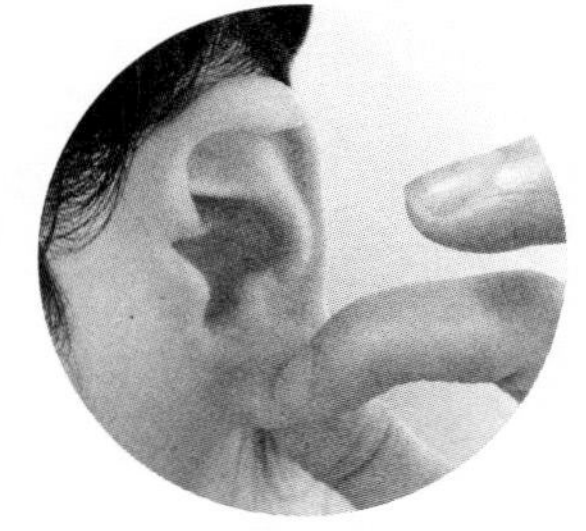

用指尖按压穴位。稍微感觉到疼痛就代表已经找到穴位了。使用市面上售卖的耳朵穴位耳环也是可以的。

刺激的方式有按压、搓、揉、拉这几种。比如我们可以搓或者揉耳垂，而耳朵软骨内侧的穴位则最好是单独地按压。对应不同身体不适的穴位可能会集中分布在耳朵的某个地方，因此所运用的手法也会不一样。

与耳朵穴位瘦身法一起进行的话效果如何？

通过刺激耳朵穴位来控制食欲，在此基础上如果能再加上一定的运动，就能有效燃烧体内储存的脂肪。尽量选择有氧运动，并且持续时间至少为30分钟。

保健篇

正确认识“耳朵穴位”，其带来的治疗效果是让人期待的。
让我们从可以缓解日常生活中常见身体不适的穴位开始学习吧。
每当感觉到“咦，奇怪了”的时候，正是这里的自助耳朵穴位按摩该出场的时候了。

a 头痛

在耳垂上面的软骨处有一个“头痛带”，这里集中了可以缓解头痛的穴位。用食指和大拇指夹住此处，按揉即可。

b 胃胀

“胃点”位于耳朵中间的软骨前端。刺激这个穴位可以使胃部活跃起来、促进消化。

c 宿醉

试一下按压这两个穴位吧。按压上面的这个穴位可以抑制想继续喝酒的想法。而刺激下面的这个穴位则可以加强肝功能。

d 寒冷

试试按压这三个穴位吧，可以改善四肢末端、全身和腹部的寒冷情况。

e 腰痛

每3～4天轮流刺激一边的耳朵。这样可以改善慢性的腰痛。

f 脖子、肩膀酸痛

可以尝试刺激这四个穴位。这里面还有连接眼睛的穴位，同时还有缓解眼睛疲劳的效果。

g 慢性鼻炎、副鼻窦炎

耳朵最里面的软骨和耳垂正上面的凹陷处分布着“外鼻”“内鼻”“肾上腺”这几个与鼻炎相关的穴位。揉搓这个凹陷位置鼻子就会变得通畅。

h 花粉症

耳朵最上面的软骨内侧附近有一个叫“风溪”的穴位。主要功能是抑制过敏性炎症，因此也对花粉症有一定的效果。

i 眼睛疲劳

位于耳垂中央的穴位是这里的关键。揉按整个耳垂约30秒，就能驱赶眼睛的疲惫感。

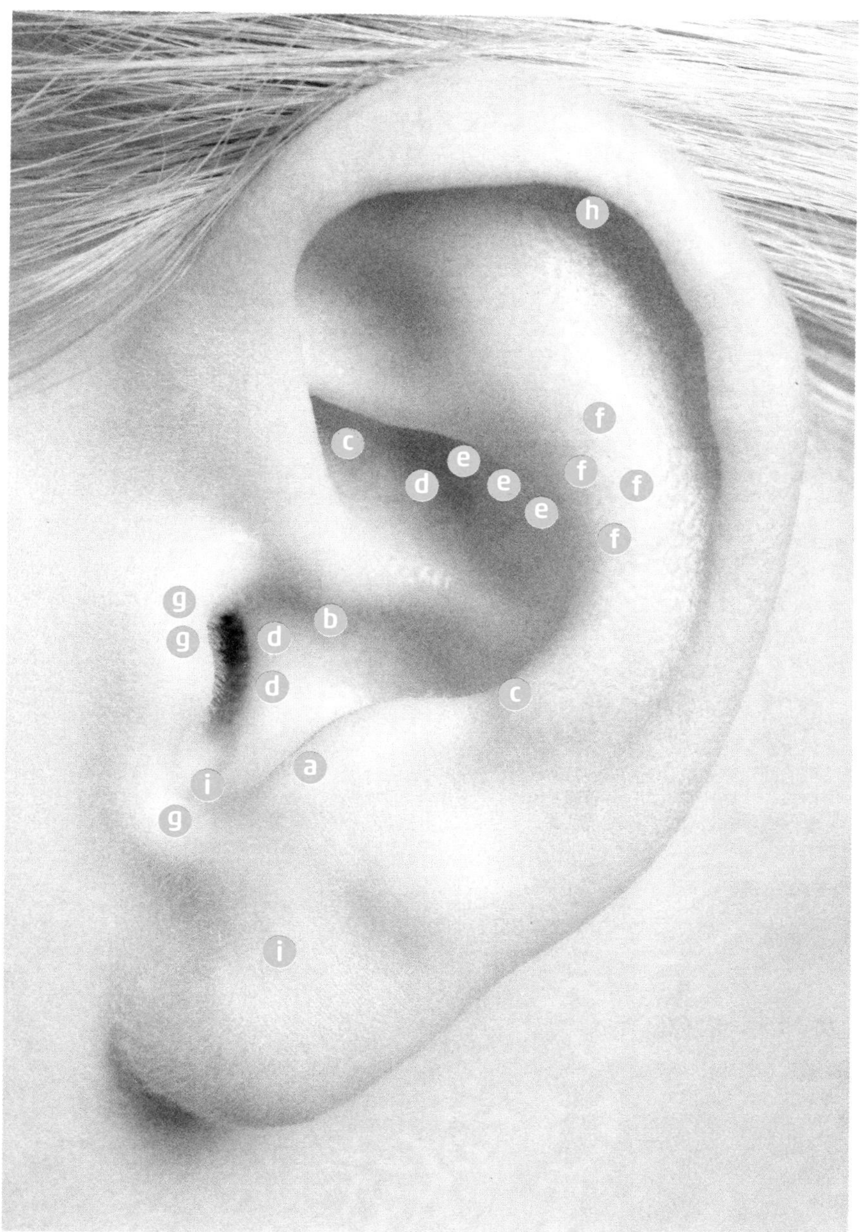
h
f
c
e
f
d
e
f
e
f
g
b
g
d
d
c
a
i
g
i

心理篇

耳朵穴位按摩不仅可以缓解身体的不适，还能够调整心理的不适。
当感觉到“没有干劲”“无精打采”的时候请尝试一下这个方法吧。
改善心理健康的同时肯定也能改善身体健康。

压力

可以让内心感到安定的穴位，试一下用拇指按揉着来刺激它吧。压力会在人不经意的时候就在体内积压着，因此当注意到有压力的时候就立刻多多刺激这个穴位吧。

抑制食欲

耳道外侧凸起的肉上有这样一个穴位，它有放松心情、抑制食欲的功能。刺激这个穴位能够加深呼吸、促进新陈代谢，从而增加热量的消耗。

调整自律神经

刺激耳朵上部内侧的“外生殖器”穴位能够促进血液循环、减少压力和烦躁的情绪。下面的穴位则是有调整交感神经和副交感神经的效果。

安眠

这些穴位分别有改善代谢功能、促进血液循环来驱寒、缓解脑部疲劳、改善睡眠等效果。希望大家可以记住这些穴位，在床上入睡前也可以轻松进行按摩。

抑郁倾向

夹住耳朵边缘的软骨依次向上、向右拉伸，然后再向下拉伸耳垂，这样可以使副交感神经处于优先位置。当心理变得脆弱的时候，这个方法值得尝试一下。

安神

这两个穴位对缓解偏头疼、头痛和太阳穴疼痛起到一定作用。请试一下它们的安神效果吧。

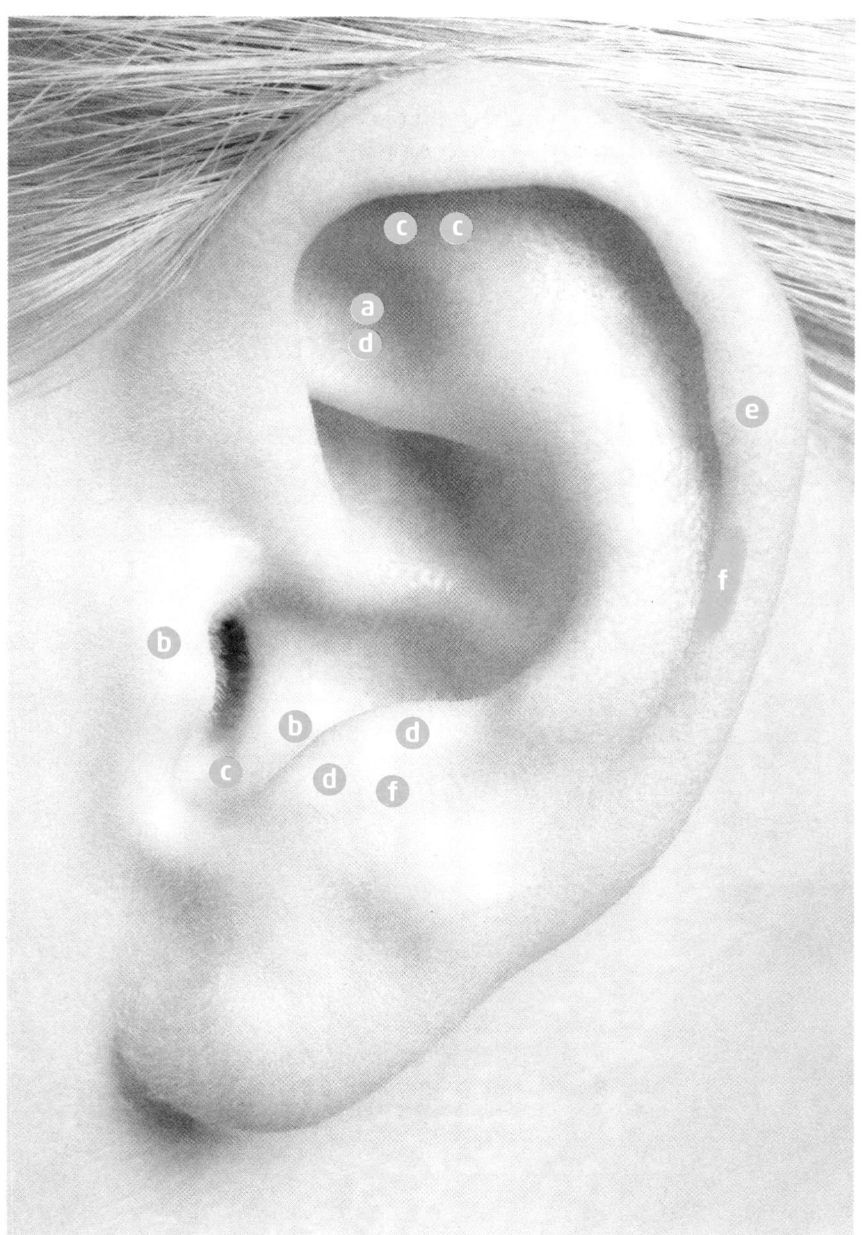
c
c
a
d
e
f
b
b
d
c
d
f

美容篇

很意外有许多人都不知道美容与耳朵穴位按摩的关系。"耳朵穴位瘦身法"曾流行一时，就是因为这些穴位对下垂和浮肿都有改善的效果。
即使只在空闲的时间按摩，养成习惯后也能看到成效。

a

平衡激素

"内分泌"是一个与子宫有关联的穴位，位于耳道口的附近。可以缓解生理期的不顺畅情况。

b

减轻色斑、雀斑

调整内分泌激素平衡、促进新陈代谢、缓解干燥等肌肤问题，试一下按压这三个穴位吧。

c

瘦身

尝试刺激这四个穴位吧。
它们分别有通过调整身体水分来消除水肿、促进代谢、抑制食欲等效果。

d

提拉

预防脸部下垂的穴位位于耳垂外侧，在它下面一点的穴位可以唤醒眼周肌肉，因此可以对集中了很多穴位的耳垂整体进行按摩。

e

浮肿

这三个穴位是关键，它们可以帮助排出身体废弃物和过剩的水分、控制体内水分量、促进新陈代谢率。用大拇指按压耳朵的软骨至内侧吧。

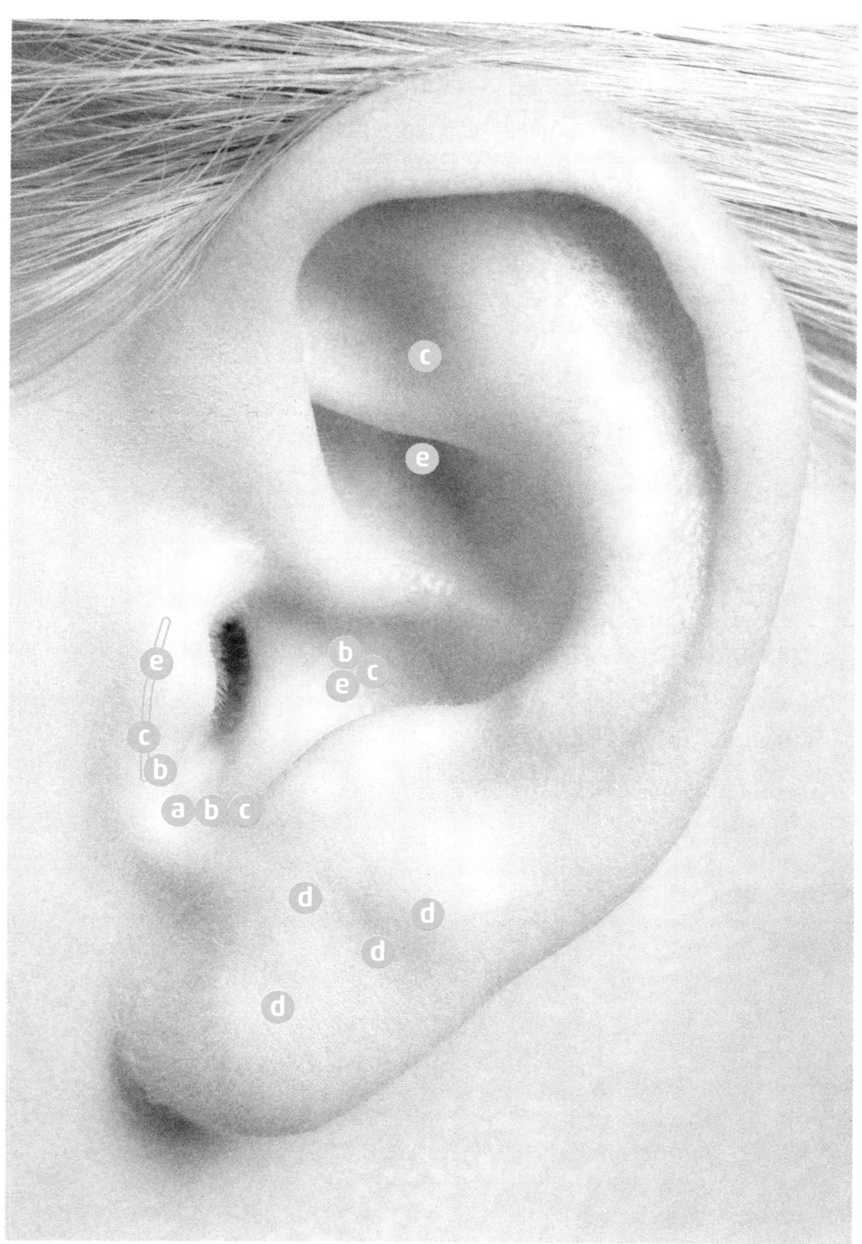
c
e
b
e
c
e
c
b
a
b
c
d
d
d
d

原文书名:人生が変わる、読むやせぐせ
原作者名:沢田大作
人生が変わる、読むやせぐせ

著作权合同登记号:图字:01-2021-1457

图书在版编目(CIP)数据

你的最后一本减脂书/(日)泽田大作著;陈靖文译. --北京:中国纺织出版社有限公司,2021.5
ISBN 978-7-5180-8401-2

Ⅰ.①你… Ⅱ.①泽… ②陈… Ⅲ.①减肥—基本知识 Ⅳ.①R161

中国版本图书馆 CIP 数据核字(2021)第 040677 号

责任编辑:韩　婧　　　　责任校对:王蕙莹
责任印制:王艳丽

中国纺织出版社有限公司出版发行
地址:北京市朝阳区百子湾东里 A407 号楼　邮政编码:100124
销售电话:010—67004422　传真:010—87155801
http://www.c-textilep.com
中国纺织出版社天猫旗舰店
官方微博 http://weibo.com/2119887771
北京通天印刷有限责任公司印刷　各地新华书店经销
2021 年 5 月第 1 版第 1 次印刷
开本:880×1230　1/32　印张:5
字数:98 千字　定价:49.80 元

凡购本书,如有缺页、倒页、脱页,由本社图书营销中心调换